睡眠と覚醒をあやつる脳のメカニズム

~快眠のためのヒント20~

櫻井 武
Takeshi Sakurai

はじめに：脳と体のシステムに寄り添い「快眠」を取り戻す

書店に行けば睡眠に関する本がさまざま並び、テレビをつければ頻繁に眠りをテーマにした番組が放送されている。私のところにもここ数年、メディアの取材依頼が多く寄せられるようになった。そして、かなりの頻度でこう問われる。

「睡眠時間が短くても、なんとかなる方法はありますか」
「睡眠の質を上げる簡単な方法を教えてください」

長く、〈眠り〉はおろそかにされてきた。1980年代くらいまでは、大学受験生に対し「四当五落」――4時間睡眠で勉強した者は合格できるが、5時間も寝ているヤツは不合格――という言葉で叱咤《しった》激励していた。ビジネス界隈では「いや〜昨日、寝てなくて」と自慢げに話す人はいたし、「限られた人生、眠っている時間がもったいない」と語る人も少なくなかった。

しかし、ここ数年で大きく状況は変わった。人々が睡眠に強い関心を抱くようになり、「睡眠の質」がことさら指摘されるようになった。マットレスや枕などの素材にこだわったり、スマートデバイスで睡眠をスコア化してマネジメントしたり、「よりよく眠りたい」というニーズが高まっている。それは、もはや「ブーム」といえる状況だ。

その背景には、近年、睡眠をめぐるメカニズムが徐々に解明され、〈眠り〉の重要さが認知されるようになったことがあるだろう。そして、何より、睡眠に問題を抱えている人が多いからだ。

有名な調査結果なのでご存じの人も多いと思うが、日本人の平均睡眠時間は7時間22分で先進国を中心とした33か国の中で最下位だ（QECD「Gender Data Portal 2021」）。8時間を切っているのは日本と韓国だけで、ワースト2の韓国と比較しても30分も短い。

また、国内の調査データを見ると、1日の平均睡眠時間は6時間以上7時間未満の人がもっとも多く、40～50歳代の4割が6時間の睡眠すらとれてない（厚生労働省「令和元年 国民健康・栄養調査」）。睡眠の質についても、男女とも20～50歳代の3割、20代女性の約半数が「日中、眠気を感じた」と回答。また、5人に一人、高齢者では3人に一人が睡眠に不満を抱えているというデータもある。間違いなく、日本人には〈眠り〉が足りていない。

〝タイパ〟を重視する現代人は睡眠にも犠牲を強いている。だからこそ、現在の「睡眠ブーム」なのだが、睡眠時間が短くてもなんとかなるとか、深い眠りで短くてもすむ、などのチートなテクニックは残念ながら存在しない。睡眠時間の不足は十分に寝ることでしか解消できない。日中の眠気で悩んでいる人は、とりあえず少しでも眠ることだ。

また、「快眠のためのヒント」を求めてさまざまな書籍やメディアを見る方も多いだろうが（本書を手にとったのもそうした理由かもしれない）、「ぐっすり眠りたい」という期待値の高さから、間違った部分に解決策を追い求めてしまう場合も多い。睡眠の問題は人それぞれで非常に多岐にわたるので、万人に効果のある快眠の〝秘訣《ひけつ》〟は存在しない。

ただ、「睡眠は生物の体に備わったシステムによって制御されている」「睡眠は脳内でつくり出される」という原点に立ち返ると、快眠のためのヒントは見えてくる。そして、それらは要素に還元してみると意外にシンプルだ。

その要素とは①光環境　②環境温度　③睡眠圧　④感情　である。ここに食事や嗜好《しこう》品などの要素をプラスαとして理解すればよい。睡眠のタイミングをつくり出している

「光」や「環境温度」、睡眠と覚醒のスイッチングにかかわる「睡眠圧」や「感情」。これら、もともとヒトの生理として備わった機能を邪魔しないことが、快眠につながる。本書では、これら4つの切り口から快眠を得るためのヒント〈Tips〉を紹介しつつ、〈理解編〉としてメカニズムを解説していく。

睡眠と覚醒を語るにはどうしても脳の情報伝達、神経科学の話にふれないわけにはいかず、ところどころ難しい話も登場する。しかし、睡眠の本質とメカニズムを知って理解することで、ご自身の睡眠を改善する方法をより正しく実践することができるのではないかと思う。

本書で紹介する20のTipsは決して特別なことではない。けれどある意味、難しい。現代社会には馴染《なじ》まないこともあるし、生活習慣にかかわることが多く、意志をもって変えなくてはいけないからだ。しかし、だからこそ、実践し継続すれば、必ず眠りは変わっていく。

みなさんの朝に自然な目覚めが訪れる、本書がそんな一助になったら幸いである。

睡眠と覚醒をあやつる脳のメカニズム　目次

〈理解編〉

「体内時計」が整えば睡眠が整う

コラム① レム睡眠とノンレム睡眠の誤解

〈理解編〉日中の活動が眠りに誘い、眠りが日中の活動を支える

コラム③「睡眠不足」で失われるもの

第4章　快眠のためのヒントその4〈感情〉

〈理解編〉**不安や心配が眠りを邪魔する**

コラム④ 睡眠薬の話

第5章　睡眠の役割

目次

コラム⑤　研究のこと。オレキシンの発見

本書の読み方

本書は、各章の最初に「快眠のためのＴｉｐｓ」を紹介し、それに続いてなぜそのＴｉｐｓが導かれたのかを解説する「理解編」の二部構成となっています。そのため「Ｔｉｐｓ」と「理解編」の内容には重複箇所があります。

また、章間の「コラム」で、もう少し専門的な解説を加えています。専門用語が出てきて「難しい！」と感じたら、読み飛ばしていただいてかまいません。興味をもった小見出しのところからお読みください。

第1章　快眠のためのヒントその1〈光環境〉

朝、起きたら「光」を浴びる

太陽が昇り、明るくなったら目覚めて活動する。そして、日が暮れてしばらくして眠くなったら床に就く。これが地球で進化した人間に備わったごくごく自然なリズムだ。このリズムをコントロールしている「体内時計」を乱さないことが、快眠の第一歩となる。

ただ、体内時計はきっちり24時間を刻んでいるわけではない。多くの場合、24時間より数分長めに設定されている。そのため、毎日少しずつ、実際の時間とズレてしまう。それをリセットするのが「光」だ。

朝、目覚めたら、まず光を浴びることを意識していこう。その光は必ずしも太陽光である必要はないが、できれば屋外の明るい陽光を浴びることが望ましい。雨の日の照度が低い光でも、室内よりははるかに明るいのだ。毎日、だいたい同じような時間に起き、起床から1時間程度のうちに光を浴びるのがポイントだ。

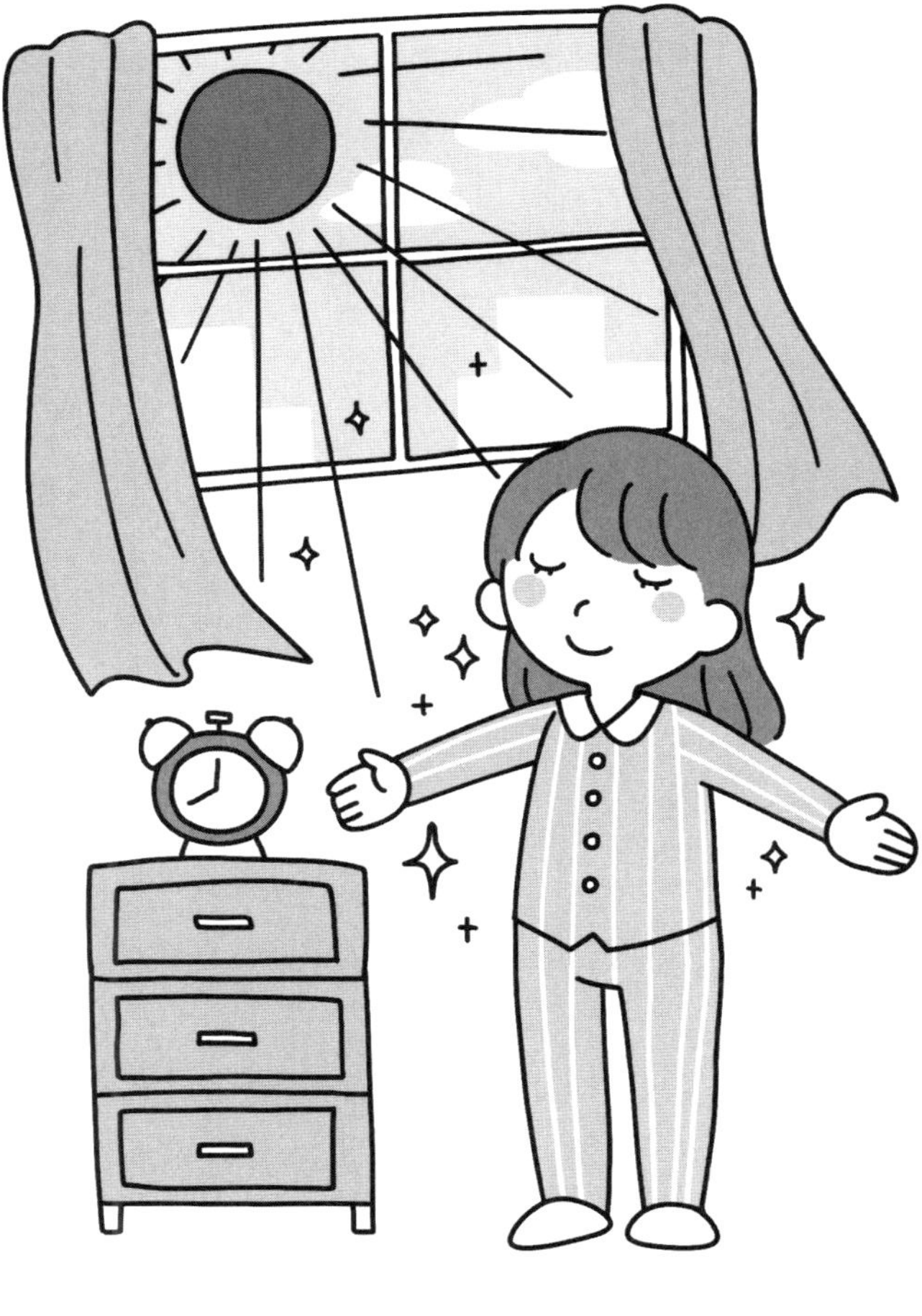

夕方以降、部屋の明かりは抑えめに

午前中の光は体内時計を進ませる。そのため、朝、光を浴びることで24時間より少し長めの周期を刻む体内時計がリセットできる。一方で、夕方以降の光は体内時計を遅らせてしまう。太陽が沈んで周囲が暗くなっているのに、煌々《こうこう》とした光の中にいると体内時計の時計は遅れ、なかなか（体に）夜がやってこない。通常、脳が睡眠モードに入るのは起床してから16時間後くらい。しかし、夕方以降に強い光を浴びると、この「睡眠のドア」が開く時刻が遅くなってしまう。つまり眠気がなかなか訪れなくなってしまうのだ。

もともと、日本の家は諸外国に比べて照明が明るい傾向がある。夜になったら部屋の電気の照度を落とし、可能であればスマートフォンやパソコンなどの液晶画面も見ないほうがよい。どうしても見る必要があるのであれば、画面の照度を落とそう。光の影響を極力、排除していくのだ。就寝前2時間は、できれば20ルクス以下の暗い照明のもとで過ごすのがおすすめだ。

Tips ❸

せめて、ベッドにスマホは持ち込まない

スマートフォンのバックライトも体内時計を狂わせる。加えて、ＳＮＳや動画サイトなどから流れてくるさまざまな情報の中には、気持ちを搔き立てたり、不安にさせたりするものもある。そうした刺激が覚醒状態を亢進《こうしん》させてしまう。

ただ、スマホに依存した生活をしている人は、スマホが手元にないことで不安になり眠れなくなることがある。「夜間のスマホ禁止！」といったところで、それが非現実的なアドバイスであることは承知している。スマホが傍《かたわら》にないことで不安で眠れないなら元も子もない。この原則を理解したうえで、少しずつスマホがない状態に慣れていくことを心がけよう。

現実的なところで、たとえば、ベッドに入る１時間前からスマホの使用を控えることを目標にするのはどうだろう。それも難しいというのであれば、せめて、ベッドの中にスマホは持ちこまないようにし、スマホを枕元の時計として使用するのだけはやめる。そんな折り合いのつけ方をしてもらいたいと思う。

自分にとっての最適な睡眠時間を知る

「睡眠」は個人差が大きく、最適な睡眠時間は人それぞれ違う。多くの研究で「7時間半睡眠の人がもっとも長生き」といった調査結果が報告されているが、それはあくまで〝平均〟。7時間半を基準に「足りない」「寝すぎ」と気にする必要はまったくない。昼間、眠気に襲われることなく、必要な作業を問題なくこなせているのであれば、睡眠時間は足りていると考えていい。

逆に、たとえ7時間半寝ていたとしても日中、眠たくて仕方がないというのであれば睡眠不足の可能性が高い（あるいは、睡眠時無呼吸症候群や過眠症の可能性もある）。自分自身が「何時間眠ると快適に過ごせるか？」を基準に、必要な睡眠時間を把握しておこう。ただ日々、その睡眠時間を確保しようと躍起になる必要もない。必要な睡眠時間は年齢とともに短くなるが、同じ年齢であっても、2時間以上の個人差があると思ったほうがよい。睡眠時間にこだわりを生まないために、ざっくり自分の眠りを理解しておくのだ。

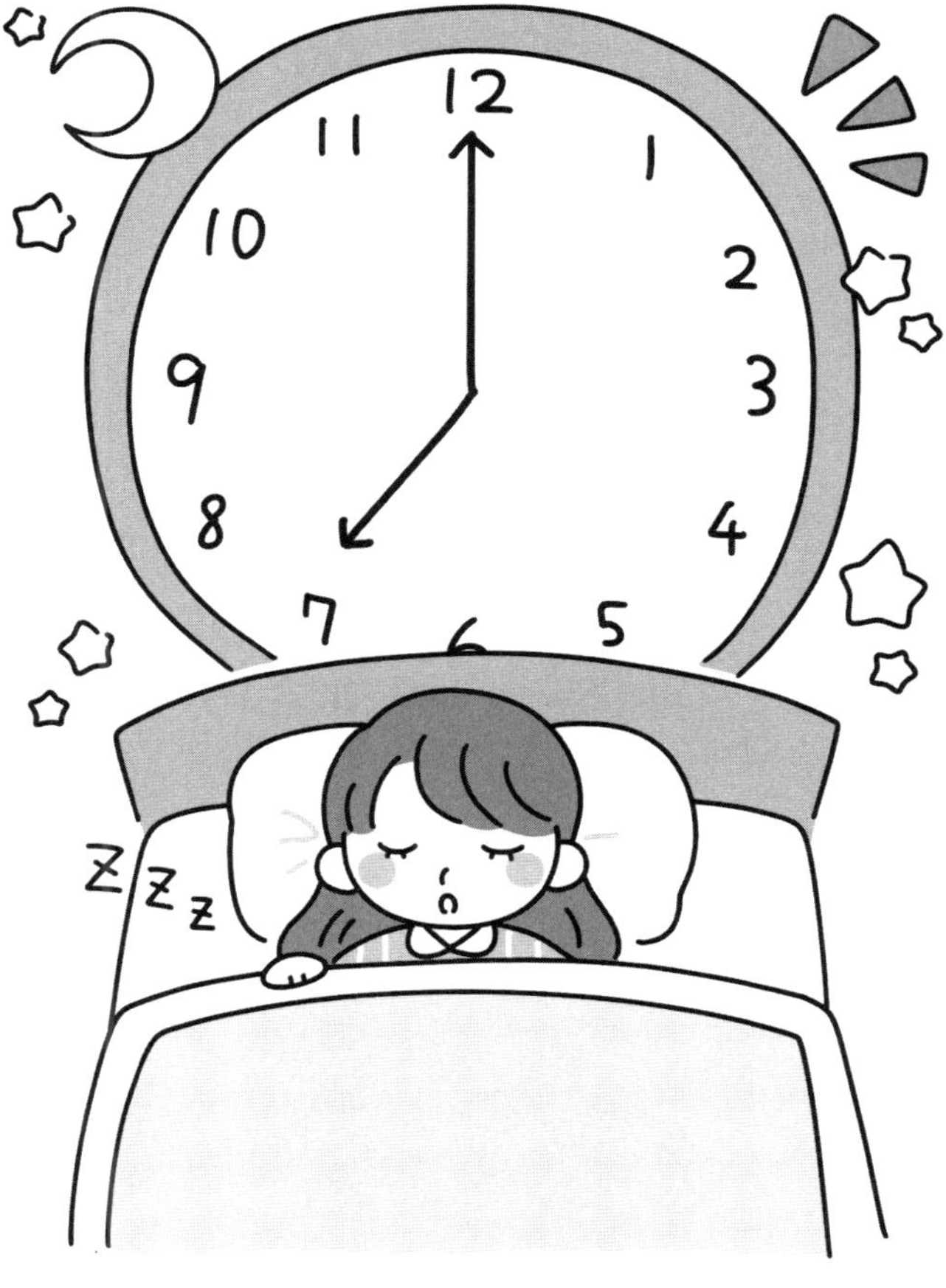
ZZZ

「いつもより少し早く寝よう」は×

仕事なりレジャーなりで翌朝、いつもより早く起きなくてはならないとき。「明日の朝は早いから、今日はいつもより少し早めに寝よう」と早々にベッドに入ったものの眠れず、むしろ、いつもより寝つくのが遅くなってしまった……という経験は誰しもあるだろう。翌日の朝が早い日でも、いつもどおりの時間に寝るのがいちばんんだ。

というのも、「いつもより少し早く寝よう」という時間は、体内時計から覚醒の信号が強く出る、生理的にもっとも眠れない時間なのだ。

この1日のうちで、もっとも眠れない時間帯を「睡眠禁止帯」という。具体的にはふだんの就寝時間のおおよそ2時間前。就寝時間が23時の人であれば、21時の前後2時間ほどが睡眠禁止帯となる。

「早く寝たい」という気持ちはあっても、脳と体は「起きていよう」としているのだから当然、なかなか眠れない。翌朝にそなえ、わざわざ早く、ベッドに入ったのになかなか寝つけず、気持ちが焦る。「朝、ちゃんと起きられるだろうか……」「寝不足だと明日、調子がでないかも」などと不安になると、さらに頭が冴《さ》えてしまう。

眠れないとき、なんとか寝よう、眠らなきゃと頑張ってしまうのは逆効果だ。一度、ベッドや寝室から出て、別の部屋でおだやかに過ごし、自然と眠気が訪れるのを待とう。

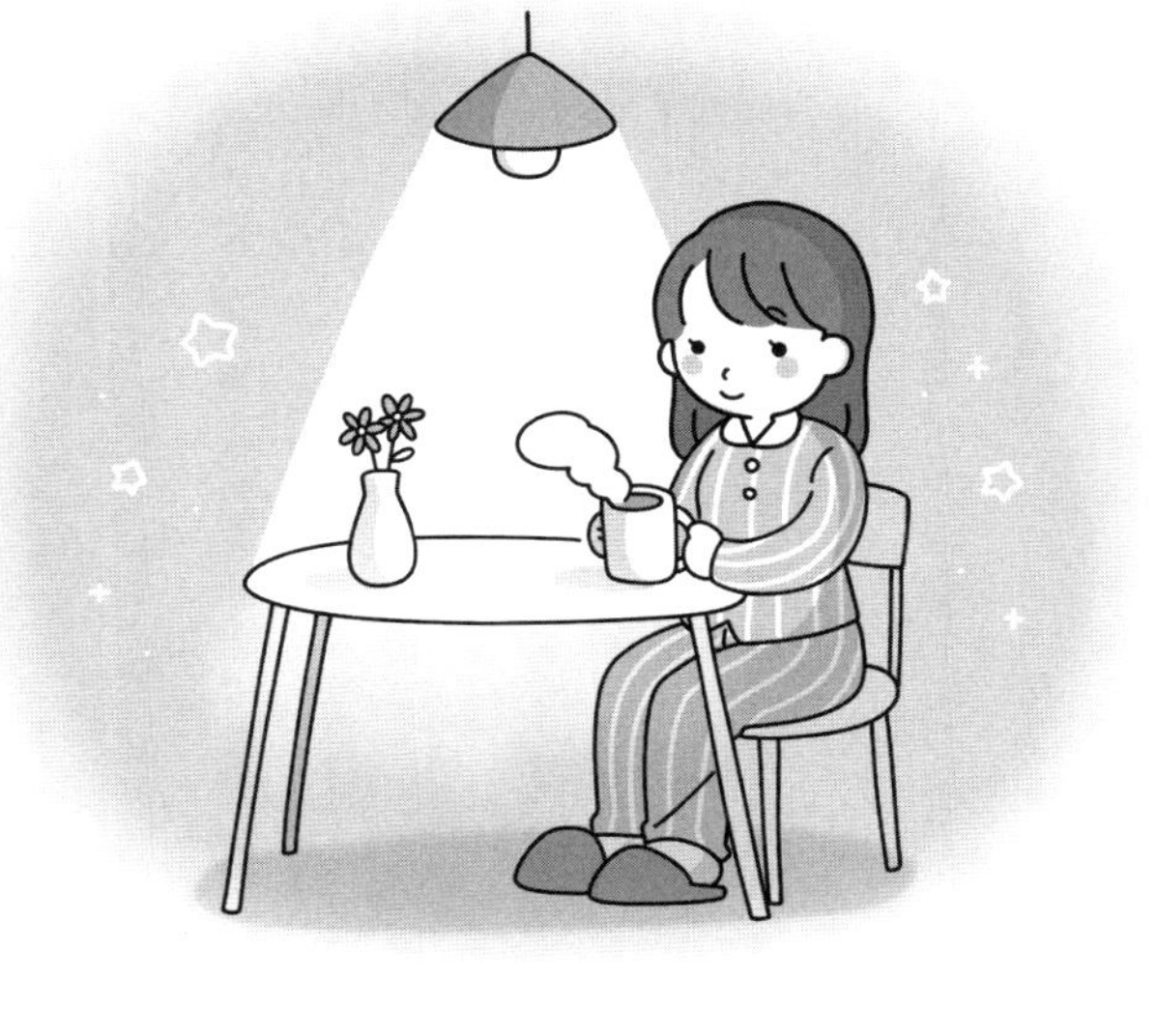

週末の「朝寝坊」は平日プラス90分で

週末、たくさん寝ることを一般的に「寝だめ」というけれど、睡眠は預貯金のようにためておくことはできない。ただ単にウイークデーの睡眠不足を補っているにすぎず、「キャッチアップスリープ」という言い方が正しい。「寝だめをしておこう」と、昼すぎまで寝てしまうと体内時計が大きくズレてしまい、むしろ、問題を翌週に持ち越してしまう。

キャッチアップスリープは睡眠不足解消の方法として、決して推奨できるものではない。が、慢性的な睡眠不足を放置するよりはマシだ。週末の朝寝坊は自分に許してあげていい。

ただし、平日の起床時間からプラス90分以内には起床するようにしよう。この程度の寝だめであれば、体内時計への影響もさほど大きくならず、睡眠不足の解消もできる。

Tips ❼

食事の時間はできるだけ「いつもの時間」に

光以外でも覚醒のリズムに強い影響をあたえる要素がある。それは食事だ。寝坊して朝食を抜き、おなかがすいて早めのランチをとったり、仕事が忙しくて15時すぎに軽食をとり夕食が寝る直前になったり。食事の時間は毎日バラバラ、という人も多いだろう。

ただ、毎日、同じ時間に食事をとることが習慣になると、その時間になると「おなかがすいた」と感じるようになる。いわゆる「腹時計」だが、腹時計はたんなる比喩《ひゆ》ではない。食事の時間を予知し、それに応じて24時間周期で覚醒状態を変化させる仕組みが私たちの体には備わっている。言い換えれば、腹時計をきちんと働かせておけば、睡眠と覚醒のリズムも安定するということ。忙しい現代人にとって、「食事の時間を規則正しく」というのは簡単ではないだろうが、可能な限り、食事は「いつもの時間」にしたほうがいい。

〈理解編〉「体内時計」が整えば睡眠が整う

「体内時計」とは？

私たちは朝になると目覚め、夜になると眠くなる。これには、体に備わったいくつかの機構が関係していて、その一つが「サーカディアンリズム（概日リズム）」、いわゆる「体内時計（生物時計）」だ。植物から動物に至るまで、地球上のほぼすべての生きものに体内時計は備わっている。

体内時計の正体は、「ＰＥＲ」「ＰＥＲ２」「ＰＥＲ３」「ＢＭＡＬ１」など10種類以上もの時計遺伝子だ。ヒトであれば約60兆個の細胞のうち生殖細胞を除いたすべての細胞にあり、それらの「末梢時計」を脳に存在する「マスタークロック」が制御している（一般的に「体内時計」というとき、このマスタークロックを指す）。

マスタークロックが〝標準時刻〟を全身に向けてアナウンスし、末梢時計が同調。それによって地球の自転周期＝おおよそ24時間の周期で、ホルモンの分泌や体温・血圧、自律神経、代謝や消化などさまざまな生理機能がコントロールされる。時間によって変化する外部環境に適応するためのシステムが働くのだ。

睡眠についても、ヒトのような昼行性の動物であれば、体内時計が日中に覚醒の出力を上げ、夜になると下げることで、睡眠と覚醒のリズムが成り立っている。ただし、体内時計自体が睡眠と覚醒をコントロールしているわけではない。体内時計が担当するのは、あくまで時刻を測り、情報を脳の各部位に送り出すことである。それにあわせて、自律神経や内分泌が変化し、体温や血圧、ホルモン濃度などが変化し、体が睡眠モードに入ったり覚醒モードに入ったりすることになる。

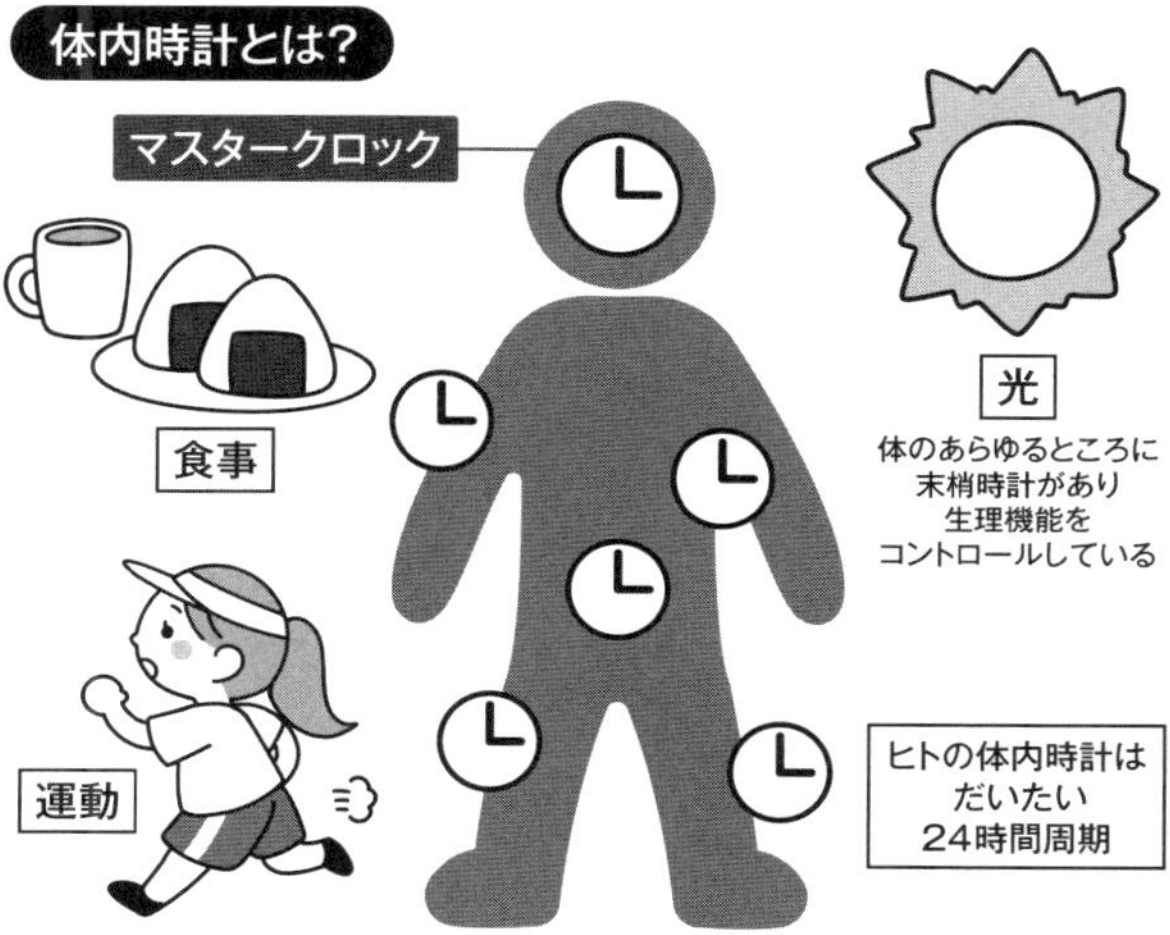
体内時計とは?
マスタークロック
光
体のあらゆるところに
末梢時計があり
生理機能を
コントロールしている
食事
運動
ヒトの体内時計は
だいたい
24時間周期

体内時計をリセットするのが「光」

体内時計の周期はおおよそ24時間といったが、ヒトの場合、個人差はあるものの、多くの場合24時間より少し長めに設定されている。きっちり24時間周期ではなく、〝だいたい〟で時を刻むことによって、季節による昼夜の長さの変化にも柔軟に対応することができる。ただ、〝だいたい〟であるがゆえに、毎日少しずつ、実際の時刻とズレてしまう。

それを調整する役割を果たしているのが「光」だ。

マスタークロックは、脳の視床下部の一部、視交叉上核に存在する。視床下部は、体温や血糖など体の状態を一定に保つ恒常性（ホメオスタシス）維持や情動・本能にも深くかかわっている部位だ。

視交叉上核は両目の網膜から大脳へと伸びる視神経が交差する「視交叉」のすぐ上にある神経細胞の集まりだ。

目から入った光は、網膜の神経節細胞にある「メラノプシン」というタンパク質がキャッチする。すると、その情報が視床下部の視交叉上核に伝えられ、マスタークロックが時刻を修正。全身の細胞にある末梢時計はマスタークロックに同調した活動をはじめる。こ

マスタークロックは視交叉上核にある

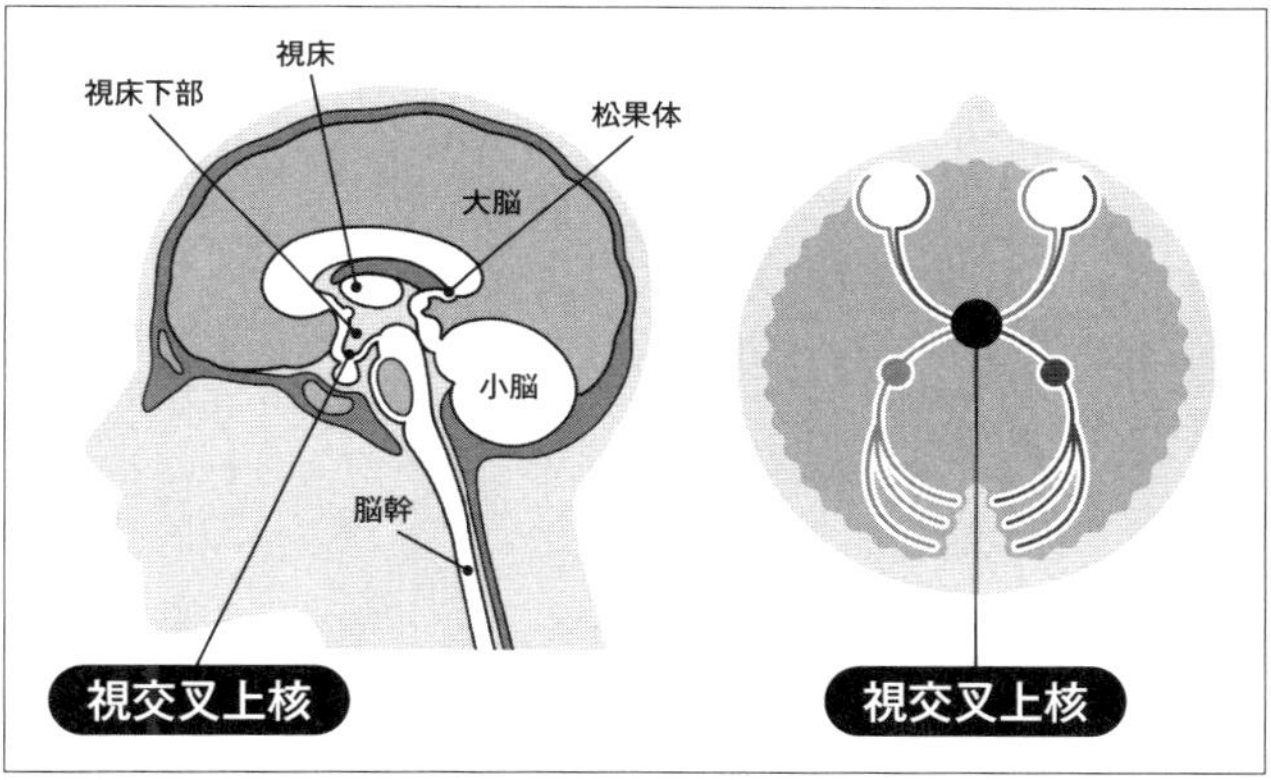

れを「光同期」という。

ただし、メラノプシンの働き自体は「時計を合わせること」ではなく、「光を感知してマスタークロックに伝える」ことだ。光をキャッチすることにより、マスタークロックが実際の地球の自転周期を判断し、体内時計が刻む時刻を調整しようとする。

これは、世に人工的な光がなかった時代に最適化されたシステムだ。「朝、光を浴びる」ことで体内時計がリセットされる一方、「夜、光を浴びる」ことで体内時計が遅れてしまうのは、こうしたメカニズムによる。

光同期は非常によくできた生体システムだが、調整できる幅は1日に1〜1時間半程度。日々、こまめに調整し、大きく狂わせないよう「光」とうまくつきあうことが必要だ。

睡眠ホルモン「メラトニン」の誤解

内分泌系でホルモンがつくられ、その血中濃度の増減が体のさまざまな部位の働きを制御する。ホルモンも体内における重要な情報伝達物質の一つであり、これらも体内時計がコントロールしている。先ほども説明したように、日中、目から入った光の刺激を感知したメラノプシンからのシグナルでマスタークロックがリセットされる。その結果さまざまな生理機能は時刻ごとに最適な状態に整えられる。

睡眠にかかわるホルモン「メラトニン」、覚醒を促すホルモン「コルチゾール（副腎皮質ホルモン）」も24時間周期で変化をしている。これらのホルモンの増減（血中濃度の変化）によって、睡眠と覚醒のリズムにも影響がみられる。

メラトニンは、脳幹の後方にある松果体という部分でつくられ、目から入る光によって生成が抑えられる。血中のメラトニン濃度は夜になると増加して、睡眠中にもっとも分泌量が高まる。こうした特性もあって、メラトニンは「睡眠ホルモン」と呼ばれ、一般に

眠りのメカニズム

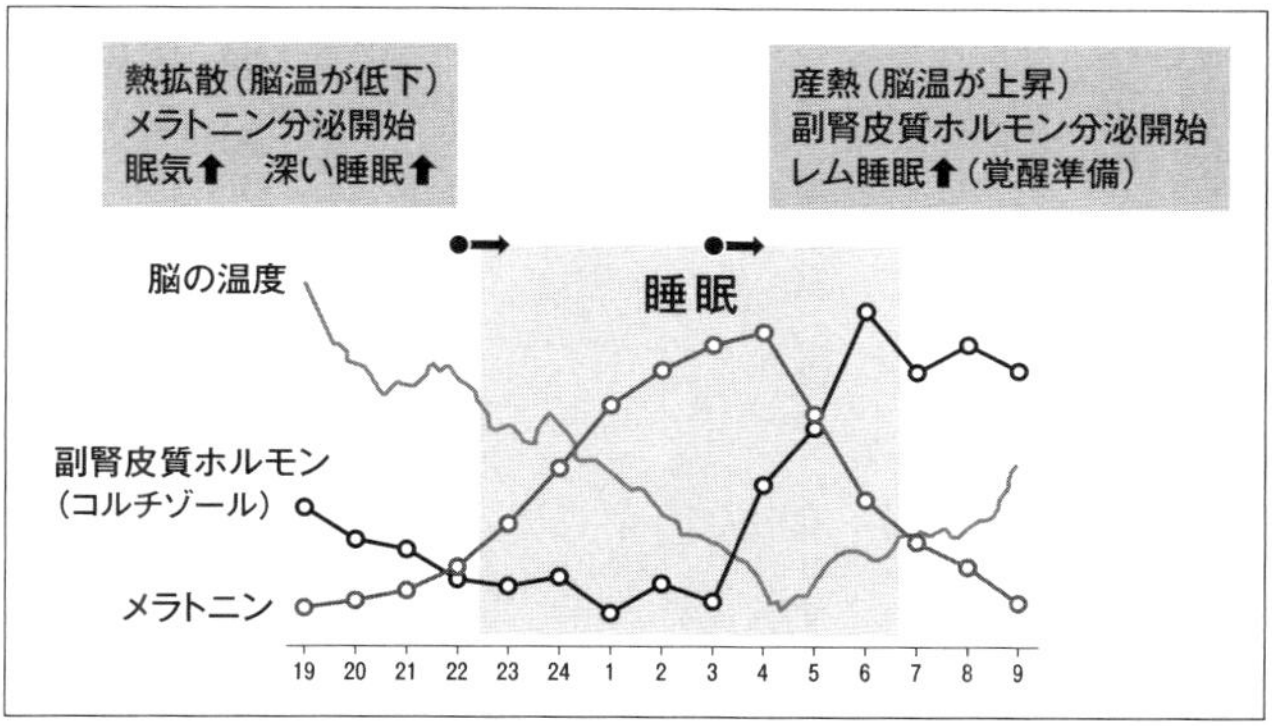

厚生労働省 e-ヘルスネット 健やかな睡眠と体養「眠りのメカニズム」より

も知られるようになった。が、じつはメラトニンの分泌によって眠くなるわけではないし、メラトニン自体の睡眠をコントロールする力はあまり強くない。メラトニンが分泌され、体内時計に働きかけ、副交感神経が優位になって体の深部体温が下がり、眠りへと誘うというメカニズムだ。

「メラトニンは睡眠中にもっとも分泌量が高まる」ということが、「メラトニン＝睡眠ホルモン」といった誤解を生んだのだろうが、夜行性の動物でも、メラトニンが分泌されるのは夜間の覚醒時だ。

また、実験に用いられるマウスの多くはそもそもメラトニン産生能をもっていない。メラトニンが決して、睡眠を引き起こしているわけではないことがわかる。

いつもより少し早く寝ようとしても寝つけない理由

体内時計は自律神経系による体温変化やホルモンなど内分泌などを調整しながら、かなり細かく時刻ごとに覚醒レベルを調整し、その時々に必要な状態をつくり出している。ある程度、規則正しい生活をしていれば、覚醒を促すシグナルは起床して光を浴びたときから強まっていき、就寝時刻の2時間ほど前に1日のピークを迎える。そして、一般的な成人なら、起床からだいたい16時間後に急速に弱まっていく。メラトニンの分泌がはじまり、副交感神経が優位になって血圧や心拍数は低下していき、全身で、眠るための準備作業が進む。つまり毎朝7時に起きている人であれば、夜11時すぎには体は睡眠モードへと入る。

注意してほしいのは、覚醒のシグナルのピークが「就寝時刻の2時間ほど前」ということだ。体内時計は光と関係が深いため、太陽が沈むのと同時に休息モードに入るようなイ

睡眠禁止帯

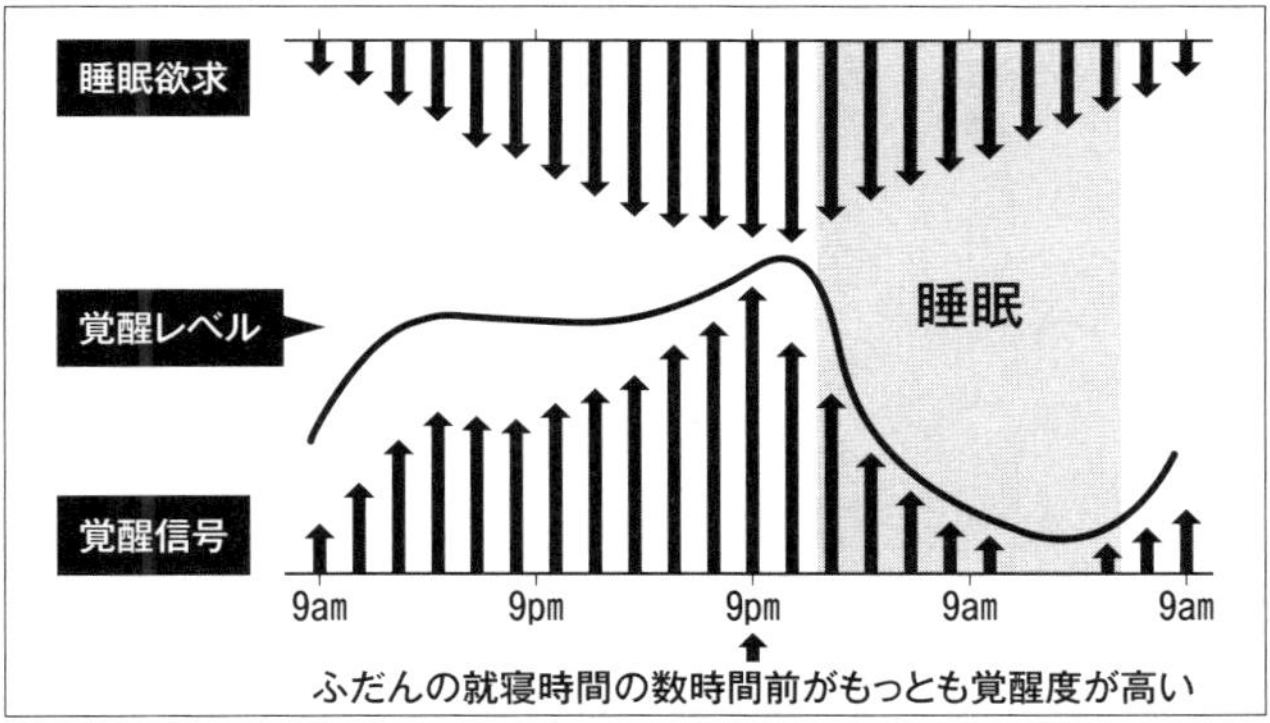

厚生労働省 e-ヘルスネット 健やかな睡眠と休養「眠りのメカニズム」より

メージを抱きがちだ。ただ、実際は蓄積していく眠気（睡眠欲求）に対抗するため、ある程度の時間まで覚醒が維持され、一時的に覚醒レベルが高まるタイミングがある。それが、就寝前の２時間前後の「睡眠禁止帯」だ。

翌朝、早いからといってこの時間に就寝するのは避けたほうがよい。時刻的に覚醒シグナルが強く出ているのだから、当然、なかなか眠れない。そのタイミングで眠れないことに苦しむよりも、覚醒シグナルが落ちていき、眠気が高じてくるのを待ったほうが自然と眠ることができる。結局それは「いつもの時間」ということになる（ただし、慢性的に寝不足の生活をしている人だと睡眠欲求が高いので睡眠禁止帯であっても入眠できる）。

翌日、起床時間が早くて、いつもより睡眠時間が少なくなっても、普段どおりに眠くなってからふとんに入ればいい。多少の早起きによる睡眠不足などすぐに解消できるし、「早起きしなくてはいけない」という潜在意識があると、そのぶんできるだけ効率よく眠れるよう睡眠が構成されることも知られている。

また、睡眠禁止帯は体内時計の制御によるわけだから、当然、体内時計が乱れれば、睡眠禁止帯もズレる。ズレるといっても1時間程度だが、眠れない時間が後ろ倒しになっていけば、どんどん睡眠時間は短くなってしまう。体内時計を乱すのは夜の光だ。繰り返しになるが、夕方以降、なるべく明るい光を浴びないようにすることは大切だ。

大切な日、アラームの前に起きられる理由

覚醒を促すホルモン、コルチゾールの別名は「ストレスホルモン」だ。副腎皮質から分泌され、起床2~3時間前から分泌量は徐々に増え、起きる少し前くらいが最大となる。

コルチゾールは体を活動モードに変えていくホルモンで、交感神経を刺激して脈拍や血圧を上げ、血糖値を上げる。覚醒するためのスタンバイがはじまるのだ。

たとえば、何か特別な用事があり、いつもより早起きしなくてはならず、しかも、絶対に遅刻など許されないとき。不安に思いながらも、アラームをいくつもかけて翌朝に備えることはあるだろう。しかし、なんのことはない、アラームをセットした時間より前に自然に目覚めることができた、といった経験は誰しもあるだろう。

これには起床時間を認知していることによる睡眠構築の変化がかかわっており、コルチゾール分泌も通常より早く起こるようになる。

コルチゾールはストレスホルモンと呼ばれるが、何かしらのストレス＝刺激が分泌のきっかけとなる。ストレスと聞くと、何かネガティブなこと、悪いことという印象だろうが、体のストレス応答はポジティブなことでも起こる。

いいことにつけ、悪いことにつけ、何かしら「こころ」が動いたとき、脳の視床下部からＣＲＨというホルモンが分泌される。ＣＲＨは脳の下垂体前葉に働きかけ、血液中に「副腎皮質刺激ホルモン（ＡＣＴＨ）」を分泌。このＡＣＴＨが副腎皮質に働きかけて、コルチゾールを分泌する。ＡＣＴＨにも強い覚醒作用があり、深く寝ている間は分泌が抑えられていて、朝に向かって分泌が増える。

これに関連しては、ドイツの研究チームが興味深い実験を行っている。15人のボランティアに協力してもらい、次の3つの起床パターンを比較したのだ。

①いつもの起床スケジュールで、朝9時の起床を伝えておき、9時に起こす。
②いつもより早起きになるが、寝る前に朝6時に起こすと伝えておき、6時に起こす。
③いつもの起床スケジュールで、朝9時に起こすと伝えておき、実際には6時に起こす。

これら3つのケースで血中のACTHの濃度をそれぞれ計測。すると、事前に6時に起きることを承知していた②のケースでは、起床時刻の1時間前からACTHの分泌が急増。

一方で、同じ6時起きではあるけれど、不意に起こされた③のケースではACTHの分泌は①のいつもどおりと変わらなかったのだ。

コルチゾールの分泌は本来、体内時計によって制御されている。が、睡眠は潜在意識の中に情報がインプットされれば、それに合わせてデザインできるのだ。

「朝食は体にいい」とは限らない

コルチゾールには血糖値を上昇させる働きもある。寝ている間はものを食べられないので、血糖値が下がってしまう可能性がある。しかし、覚醒に向かうに従いコルチゾールが分泌され、血糖値も上がっていく。目覚めたとき、低血糖に陥らず、ちゃんと起床できるよう、体が自動調整しているのだ。そのため、ほとんどの人が就寝直前より起きたあとのほうが血糖値は高い。つまり、「寝起きは血糖値が低いから朝ごはんをしっかり食べて、体を目覚めさせましょう」というのはじつのところ理にかなっていない。

ただ、毎日同じ時間に食事をとると、その時間の少し前から覚醒が促される。たとえば、毎朝７時に朝食を食べる習慣の人は、６時半くらいから覚醒レベルが上がっていく。スムーズな覚醒を促すという点では、朝食は食べたほうがいいといえるし、一般的にも快眠のためには朝食を食べることが推奨される。

一方で、消化器系の機能が活性し出す前に食事をすると、消化器系にストレスを与えてしまう可能性もある。そもそも朝食という習慣がはじまったのは近代だ。そのきっかけは、発明王エジソンが自ら開発したトースターを売らんがためにおこなったブレックファースト推進キャンペーンだともいわれている。その真偽はわからない。しかし、「朝ごはんを食べるのは健康にいい」という言説は根強く、揺るぎない正義のようにいわれているが、そこにはネガティブな面もないわけではない。

朝はしっかり食べてエネルギーチャージ！といわれるけれど、それもその人それぞれ、というのが私自身のスタンスだ。日中のパフォーマンスが上がるという人は食べたほうがいいのだろうし、朝食べると体が重くなるという人は食べる量を調整するとか、場合によっては朝食を抜いたほうがいいのかもしれない。自分にとって正解は何か、体に聞いてみるのがいちばんだ。

睡眠に「ゴールデンタイム」などない

睡眠に直接関係するホルモンではないが、寝ている間に動態が変化するホルモンはいくつかある。その一つが「成長ホルモン」だ。

成長ホルモンは脳の下部にある「脳下垂体前葉」という部位から分泌され、骨や筋肉の成長・発達はもちろん、心臓や血管などさまざまな組織の修復、新陳代謝や疲労回復など

成長ホルモンを分泌する脳下垂体

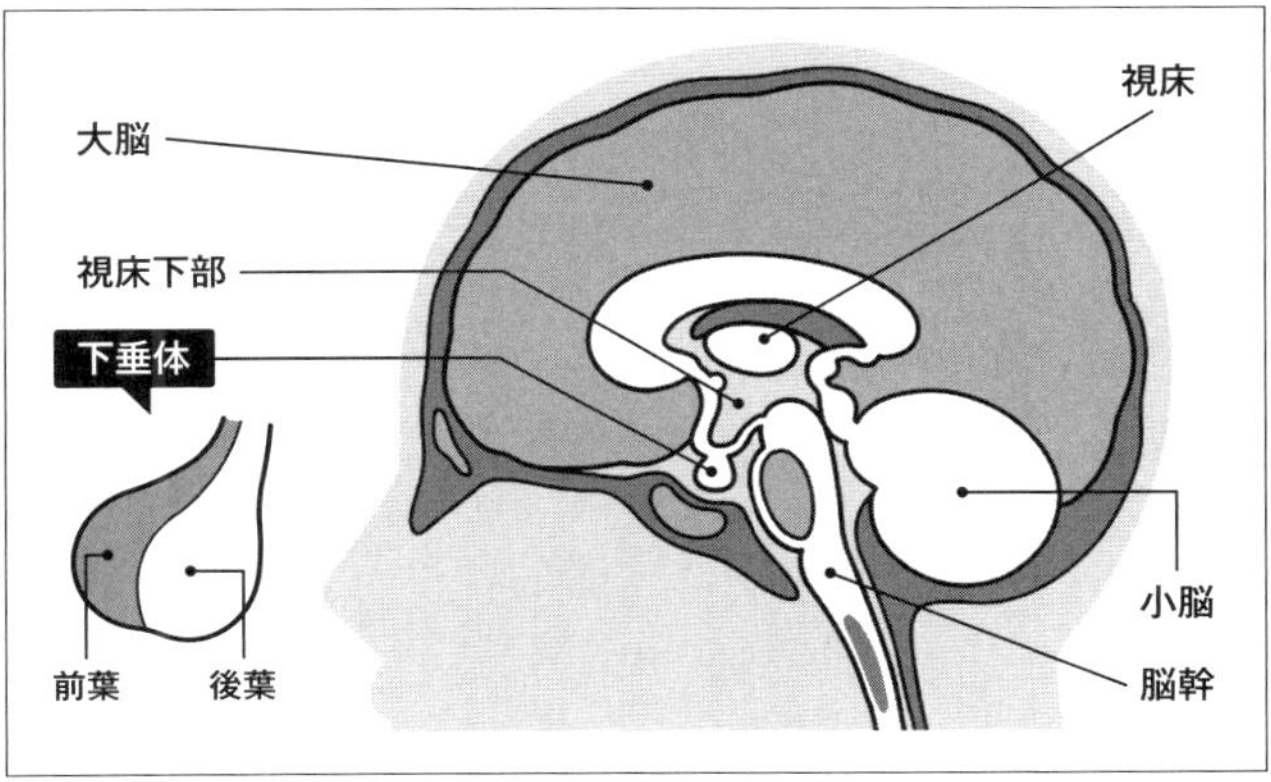

重要な役割を担っている。発育途上にある子どもだけでなく、大人にとっても大切なホルモンだ。

このホルモンが1日のうちでもっとも多く分泌されるのが、入眠してすぐに訪れる深い眠りのときで、2回目以降の睡眠周期でも分泌はあるもののかなり減少する。

「寝る子は育つ」ということわざに間違いないわけだが、成長だけでなく体のメンテナンスのためには〝深い〟眠りが必要で、とくに、最初の睡眠サイクルでいかに深い眠りに入れるかがカギとなる。

これがおそらく、「夜10時～2時までが睡眠のゴールデンタイム」という都市伝説につながったのだと推測する。夜10時から2時に寝ると疲労が回復されるとか、肌のターンオーバーが促進されるので美肌につながるとか、まことしやかに語られるが、じつは重要なのは時刻ではない。

たしかに、成長ホルモンは疲労回復に働くし、肌の細胞の働きを活性させ、肌のダメージを回復させる。夜、寝ている間に成長ホルモンは分泌されるが、多く分泌されるのは寝入ってすぐのノンレム睡眠時。別に夜10時〜2時に分泌が促進されるわけではない。夜中の3時に寝ようが、明け方に寝ようが、最初の深い睡眠のときに成長ホルモンは分泌される。重要なのは眠りに落ちて最初の深い睡眠。「睡眠のゴールデンタイム」など存在しないのだ。大切なのは、最初の睡眠周期に深い睡眠をとることだ。これは、安心した環境で眠ることの大切さや、昼寝の正しいとりかた、体内時計が狂わないことの大切さにかかわってくる。

個人差がある「体内時計」

体内時計によって時刻ごとに全身のコンディションが最適化されるわけだが、それには個人差がある。ほとんどの人が24時間周期より少し長く設定されているが、まれに短い人もいる。また、朝に全身の活動が高くなる「朝型」の人がいれば、夕方以降に調子がよくなる「夜型」の人もいる。朝型か夜型かもじつは、その人のもつ体内時計の影響だ。

極端な例としては、「家族性睡眠相前進症候群」が知られている。ＰＥＲ２やＣＳＮＫＩＤという遺伝子の変異が原因で、たとえば、まだ夜も早い7時〜8時に眠くなり、早朝３時〜４時に目覚めてしまうなど、極端な早寝早起きが家族性にみられる。起きる時間や眠る時間を変えようとしても困難な場合が多い。これは病気というより、体質ととらえたほうがよい。逆に、極端な夜型になる「睡眠相後退症候群」も知られている。

こうした体内時計の特性は、遺伝子によってほぼ決定されている。生まれながらに決まっているのだから、夜型の人が朝型になることはできない。「健康のためには早寝早起きを！」と幼い頃から言われ続けてきただろうが、夜型の人にとって早寝早起きは体にそなわった生理と反するため、「早く寝ろ」と言われても眠れないし、早起きはとてもつらい。「早起きは三文の徳」ということわざもあるが、万人にとって早起きが健康によく、早く起きれば健やかな1日が過ごせる、というわけではない。

同様に、万人に共通な快眠のセオリーなど存在しない。生まれつき備わっている自分の体内時計のタイプ（クロノタイプ）に従うのがいちばんなのだ。

年齢とともに眠りは変わる

朝型か夜型かのクロノタイプはほぼ遺伝的に決まっているのだが、一生涯変わらないわけではない。クロノタイプを含め、睡眠スタイルは年齢とともに大きく変化する。

生まれたばかりの赤ちゃんは3～4時間ごとに目を覚ます。1日のうち16時間眠るが、そのうちの半分を「レム睡眠」が占める（ちなみに、胎児が眠るようになるのは大脳が形成されてから。妊娠後期の胎児はほぼ24時間寝ており、その大半がレム睡眠）。

1歳くらいになると、睡眠／覚醒が安定しはじめ、昼寝はするものの、夜、眠りにつくと朝まで睡眠が続くようになる。

小児の睡眠の特徴としては、深い「ノンレム睡眠」が長く、通常、覚醒に向かう睡眠の後半（明け方）でも深いノンレム睡眠が見られ、かつ、レム睡眠も長い点にある。

ちなみに、「レム睡眠＝浅い眠り」「ノンレム睡眠＝深い眠り」と慣例的に言われているが、正しい言葉の使い方だとは思えない。レム睡眠とノンレム睡眠は脳のモードがまったく異なる。このことについてはコラム①で詳述するので、ここでは「レム睡眠中は脳が活発に動いている」ということだけ理解してもらいたい。

胎児から新生児の睡眠の大半がレム睡眠であること、小児期に深いノンレム睡眠と長いレム睡眠が必要であること、これらは脳の成長のためだ。この時期、シナプス（脳の神経細胞が情報をやりとりする部分）の再編がさかんに起こっていることの表れだといえる。

そして、10代から次第に夜型に傾いていく。思春期の子どもが夜更かしばかりしていて、朝、なかなか起きないと頭を悩ませている親御さんもいるだろうが、体内時計の影響だと思えば、多少は怒りも収まるのではないだろうか。

40～50代になると朝型になる傾向がある。年齢を重ねると、基礎代謝や日中の活動量も減っていくため睡眠時間は減少し、睡眠の質も変化する。年を重ねるに従い、レム睡眠の時間はそれほど大きくは減らないが、深い眠りが少なくなる。

そのため、熟眠感がなく、「長く、寝ていられなくなった」「朝、早く目覚めてしまう」と悩む高齢者は少なくない。体の不調が睡眠に表れている可能性もあるが、過剰に悩む必要はない。人体に備わった生理機能に当たり前の変化が生じているだけのこと。また、昼間、うとうとと昼寝をしているから夜、眠れなくなっている可能性もある。「自分は眠れていない」と思い悩むことが、快眠を遠ざけてしまう。

ベストな睡眠時間は人それぞれ

自分の睡眠時間が足りているのかどうか、気になる人は多いようで、「何時間、寝ればいいのですか？」という質問は多い。しかし、これは、年齢も性別も体形も生活スタイルも考慮せず、「ヒトは何カロリー、食べるといいのか？」と問うているようなもの。体育会の運動部に所属して毎日、ハードな練習をしている男子大学生と、日々の運動といえば近所に散歩に行く程度という高齢女性とでは必要なカロリー量は違う。

睡眠も生理的現象だから個人差がある。誰しも必要睡眠時間は年齢とともに短くなるが、同じ年齢でも個人差と生活スタイルにより睡眠時間には大きな差がでる。

また、睡眠時間に関しては、「90分単位で寝るのがいい」「7時間半睡眠は目覚めがいい」といった言説をよく耳にする。これは、「睡眠サイクルは90分周期」という〝睡眠都市伝説〟がもとになっていると思われる。

「レム睡眠」と「ノンレム睡眠」という2つの状態を繰り返す「睡眠サイクル」によって、睡眠が構成されているのは事実だ。ただし、その1サイクルは個人によって異なり、誰しも90分というわけではないし、同じ人でも日によって変わる。「数十分」という

年齢別 推奨睡眠時間

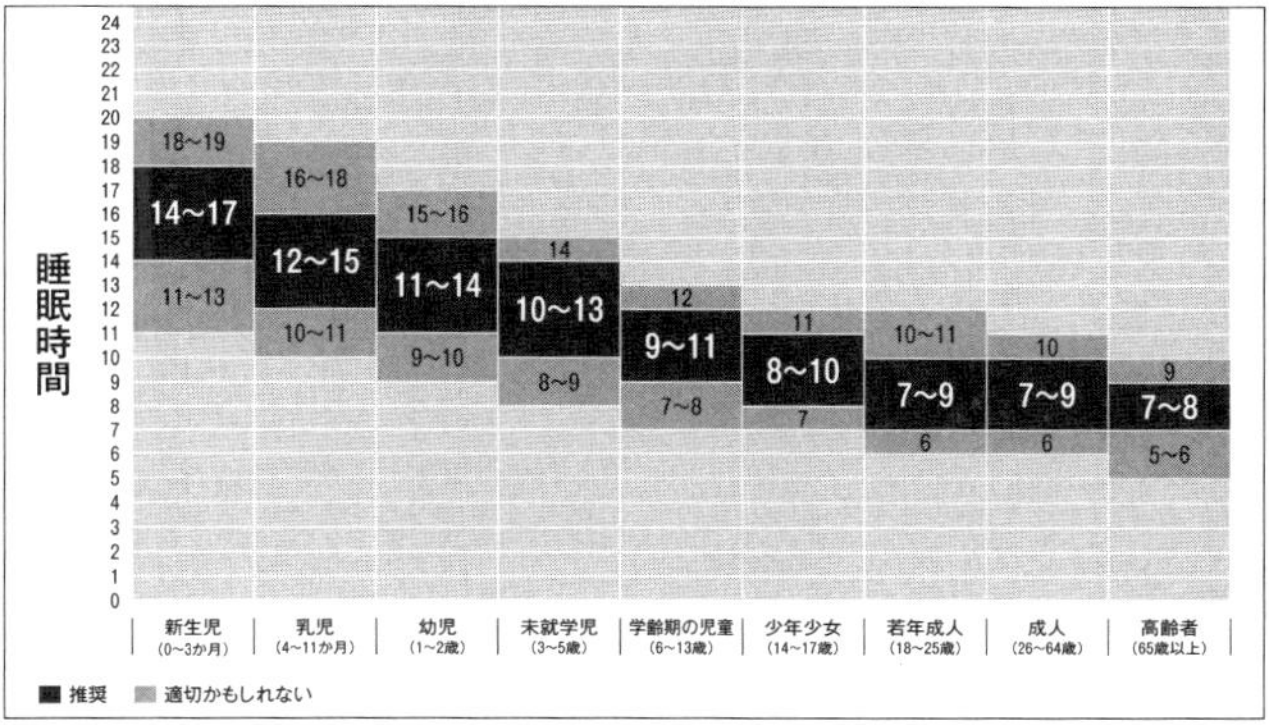

全米睡眠財団による年齢別の睡眠推奨事項

表現しかできないのが実際のところだ。

つまり、睡眠時間について、一概に「○時間寝ていれば大丈夫」「理想の睡眠は○時間」などと言い切れないのである。結局、「何時間、寝ればいいのか？」という質問に答えるのであれば、「翌日、日中に眠気を感じることなくしっかり覚醒を維持できる睡眠時間があなたにとってのベストな睡眠時間」となる。

ここまで説明したように、適切な睡眠時間はヒトの一生の中でも変化をする。〝今〟のあなたが日中、健やかに過ごせるために何時間必要なのかを見つけるのがいちばんだ。昼間眠たくなければ十分に眠れているし、居眠りをしてしまうのであればもう少し睡眠時間を長くすることを試みるとよいだろう。

週末いつもより遅くまで寝てしまう、という人も、ふだんの眠りが足りていない可能性が高い。

本物のショートスリーパーは遺伝子で決まる

「1日が24時間では足りない！」というアクティブな人にとって、4〜6時間の睡眠でこと足りる短時間睡眠者、ショートスリーパーはうらやましい存在かもしれない。ショートスリーパーの定義は明確になされていないが、5・5時間以下の睡眠でも健康に過ごせ、覚醒時のパフォーマンスに影響がない人のこととされている。

検索エンジンに「ショートスリーパー」と入れると、予測変換で「なるには」と出てくる。眠らずに覚醒していたい人は意外に多いのかもしれない。それは、夜遅くまで趣味に時間を費やしたいとか、短時間睡眠でも睡眠不足を感じないような眠り方を知りたいということだろう。

何事にも〝タイパ〟が求められる現在、睡眠にすら時短を求めるのかもしれない。しかし、結論からいえば、ショートスリーパーはなろうと思ってなれるものではない。つまり、

「本質的にショートスリーパーになる方法」は存在しない。

　睡眠習慣は遺伝的な体質によって決まっていて、ショートスリーパーも遺伝子で決定される。その存在は極めてまれで、数万人に一人といわれている。

　昨今ショートスリーパーを自称する人も多いが、多くのケースは、ただ「睡眠時間の短い人」にすぎない。どこかで短い昼寝をとるなどして不足分を解消しているはずだ。あるいは睡眠不足に慣れてしまっていて、眠気を感じながら生きることが常態になっている、いわゆる行動誘発性睡眠不足症候群の人もいるだろう。もう少し睡眠時間を確保すれば、もっとパフォーマンスが上がるかもしれないのに短時間睡眠に慣れてしまった人、ともいえる。

　ショートスリーパーとなる遺伝子はいくつかあり、その一つは、「DEC2」という時計遺伝子の多型（病気に関係しない遺伝子の多様性）であることが知られている。また、近年明らかになったのが、心拍数や血圧上昇の作用のあるホルモン「アドレナリン」や「ノルアドレナリン」の受容体「ADRB1」という遺伝子の多型だ。

　アドレナリンは副腎の髄質から分泌されるホルモンで、交感神経が高まることで分泌が促される。心拍数や血圧を上げ、注意力や集中力を高め、全身を戦闘モードに変えるホルモンとして知られている。

一方のノルアドレナリンは副腎から分泌されるほか、脳内でも生成されるホルモンで、不快感やストレスをきっかけに分泌が促される。アドレナリンと同様、戦闘モードをつくり出す。また、脳内ではアドレナリンやノルアドレナリンは覚醒や情動の制御に働いており、その機能との関連が推測される。

ショートスリーパーは極めて珍しい

ショートスリーパーとＡＤＲＢ１との関係を明らかにしたのは、カリフォルニア大学の研究グループだ。３代にわたりショートスリーパーがいる家系のＤＮＡ配列を調査し、ＡＤＲＢ１のＤＮＡ配列の中で「Ｃ（シトシン）」が「Ｔ（チミン）」に変化している箇所を発見したのだ。たった１か所ではあるけれど、この遺伝子多型がある人は、ＡＤＲＢ１からつくられるタンパク質を構成するアミノ酸の一部が「アラニン」から「バリン」に置換されることでタンパク質機能が変化し、結果、睡眠時間が短縮する。

研究では、同じ変異をもつマウスをつくって観察すると、睡眠時間が減り、活動時間が増加したという。しかも、深いノンレム睡眠から一気に覚醒できること、覚醒状態を促進するニューロン（脳の神経細胞）の数が普通のマウスと比べて格段に多いことも発見した。ちなみに、この遺伝子変異の発現は10万人に４人だそうで、やはり、ショートスリーパーは極めて珍しい存在なのだ。

ショートスリーパーの睡眠を観察すると、レム睡眠は短いがノンレム睡眠の時間は平均的な睡眠時間の人と変わらない。レム睡眠が極めて効率的に行われていると考えられる。また、ＡＤＲＢ１多型によるショートスリーパーには性格にある傾向があるという。それは、楽観的で精力的なうえに、マルチタスクも得意だということ。また、痛みを感じる閾値《いきち》が高く（痛みを感じにくいということ）、時差ボケも起きにくく、さらに、長生きの可能性があると考えられている。

ショートスリーパーへの憧れはますます高まるかもしれない。しかし繰り返しになるが、将来、遺伝子改変がヒトに応用されでもしない限り、後天的にショートスリーパーになることはできない。その努力は、睡眠時間を確保するほうに向けたほうがいい。意味のない動画視聴やネットサーフィンの時間を睡眠にあてれば、覚醒時のパフォーマンスは上がるのだから。

明るすぎる日本社会

日本の街角に電灯が初めて灯《とも》されたのは1882年の銀座だという。そこから約140年がたち、都市は夜でも煌々と灯《あか》りが灯る。日本で初めての携帯電話（ショルダーフォン）が登場したのは、1985年。そこからわずか40年で人口の9割以上がスマートフォンを持つようになった。

科学技術の進歩とともに、私たちをとりまく社会環境はすさまじい勢いで変化し、生活スタイルは激変している。一方で、生物の進化はとてもとてもゆっくりで、数百万年単位でしか進まない。私たちの体の機構は電気の発明前どころか、二足歩行をする前から大きくは変わっていない。

体内時計は太古の昔と同じように、日の出とともに光が目に入って覚醒し、夜、暗くなるのに合わせて眠くなるというリズムを刻んでいる。いまだ、夜間は光のない暗闇の世界にチューニングされているのだ。その体にとって夜、街角を照らす電灯やネオン、部屋を灯すLED電球、スマートフォンのバックライトなどの光はあまりに強すぎる。

とくに、日本の都市は他国と比べても明るい。家庭内も「暗いところで本を読むと目が悪くなる」という都市伝説があるほどに暗いところを嫌う傾向がある。これも、体内時計にとってはよくない。現代においては、普通に生活しているだけで体内時計は後ろ倒しになる傾向がある。だから、うまく眠れない。当然といえば当然の話で、私たちは明らかに「眠りにくい社会」に生きている。まず、その前提を理解しておく必要があると思う。

体内時計と食事と時差ボケ

旅行や出張などで海外に行って「時差ボケ」に悩んだ方も少なくないだろう。時差ボケは、短時間で長距離移動したことにより、体内時計と実際の時間にズレが生じることで起きる。とくに、短時間移動によって１日の周期が短くなる東への移動――日本からアメリカへの往路、あるいは、ヨーロッパから日本への帰路などは時差ボケがひどくなる。

時差ボケも体内時計の乱れだから、朝の光を浴びる「光同期」による体内時計のリセットで解消できる。ただし、先ほども指摘したが、光同期で可能な調整幅は１日90分程度。たとえば、日本とパリの時差は８時間。これを光同期だけで解消するには５日以上もかかってしまう。

ただ、もう一つ、体内時計を調整する方法がある。それが「食事の時間」だ。現地の時間に合わせて食事をするのだ。

ラットやマウスは夜行性だが、日中の短い時間にだけ食物を与え続けると、その時間が近づくと昼間であろうと活動をはじめ、24時間の行動パターンが変わる。動物にとって、食物にありつけるかどうかは生死を分ける。そのため、食物を食べられる可能性が高まる時間帯に合わせて覚醒し、身体機能が高まるようになっているのだ。これを「食餌同期性リズム」という。

体内時計の光同期は、視交叉上核にあるマスタークロックが光の刺激を受けて調整され、各細胞にある末梢時計が同調するというメカニズムだが、食餌同期性リズムは視交叉上核が失われても働く。視交叉上核とは別の部位に、食事によってリズムをつくり出す機構が存在していると考えられている。

海外に行って時差ボケになったときは、光を浴びたり、現地時間に合わせて食事の時間を設定したりして、体内時計を現地時間に合わせていくといい。ただし、現地での滞在が短期間の場合は無理して調整しないほうが帰国後、体が楽なこともある。いずれにせよ、体内時計のメカニズムを踏まえると、時差ボケ対策はしやすくなるのではないだろうか。

社会が「時差ボケ」をつくり出している？

海外旅行に行ったわけでもなく、日常生活でも時差ボケ状態になってしまうこともある。それが、「社会的時差ボケ」——ソーシャルジェットラグだ。これはドイツの時間生物学者ローエンバーグが提唱した概念で、社会生活の時間と個人の体内時計のズレによって心身の不調が生じる状態をさす。

その原因はさまざまで、大きいのは昼夜が逆転してしまう夜間勤務。そのほか、休日の2時間以上の朝寝坊や寝だめ、夜中の活動なども、社会的時差ボケの原因となる。本来、体の状態を時刻ごとに最適化するための体内時計というシステムが、社会の変化により、逆にあだになってしまっているのだ。

ソーシャルジェットラグは体の不調はもちろん、仕事や勉強のパフォーマンスにも影響をする。対処法は、教科書的にいえば「体内時計に合わせた規則正しい生活をしましょう」ということになる。ここまでに紹介したＴｉｐｓを生活に取り入れるのも有効だ。

ただ、繰り返しになるが、そもそも現代社会と体内時計の機能が合わなくなっている。体内時計に合わせようといっても夜は煌々と明るい。スマートフォンから発するバックライトの光は体内時計を遅らせてしまう。それだけなく、SNSや動画、そのほかの情報が飛び込んでくる。スマホから発信される情報はクリックやスワイプなどの作業の結果得られるものであることも手伝って、脳の報酬系を刺激して快感をもたらす。そのため依存症状態に陥りやすく、そう簡単には手放せない。

日本人の入眠時間は50年前に比べて、1時間以上遅くなっているといわれている。一方で、フレックスタイムやリモートワークが広がってはいるものの、日本の企業の多くが朝8時半~9時半を始業時間としている。学校にしてみても、1時間目の始まる時間は100年近く変わっていない。寝る時間がどんどん遅くなっても、朝、起きる時間は変わらないのだから睡眠が足りなくなるのも当然のように思う。

睡眠不足に「社会」ができること

昔はテレビもなければ、スマホもパソコンもない。大人も子どもも夜9時頃には寝ていた。現代日本人の睡眠不足解消のために、夜9時に眠る生活に戻れるかといったら、それは無理な話だろう。だとしたら、体内時計が遅れてしまっているぶん、生活も後ろ倒しにすることで帳尻を合わせればいいのではないのだろうか？

単純な話だ。始業時間を遅らせるのだ。実際にアメリカやドイツなどで社会実験が行われ、その効果が報告されている。たとえば、２０１７年、アメリカのワシントン大学の研究チームはシアトルのある学区で、高校の始業時間を7時50分から8時45分に変更する実験を行った。すると、平均して被験者の睡眠が1日34分増え、対象の生徒の成績の中央値は、前年のクラスより4・5％高くなったという。

こうした研究結果はいくつかあり、２０１９年10月には、アメリカ・カリフォルニア州で「始業時刻遅延法案」が可決。州内のパブリックスクールとチャータースクールに適用され、中学校は午前8時以降、高等学校は午前8時30分以降の始業が義務づけられることとなった。

先ほどもふれたが、20代までは十分な睡眠時間が必要で、クロノタイプは夜型に傾いている。夜型の人間に早寝早起きを強要するなんて暴挙だ。私自身も、学校の始業時間は遅くしたほうがいいと考えている。部活で朝練なんてもってのほかだ。

社会人にしても同様である。社会全体が夜型に傾いていて、生物として備わった体内時計に従った暮らしが現実的でないのであれば、せめて、少しでも睡眠をとれるよう社会が変わってもいい。クロノタイプに合わせた就業スケジュールを選択できるようにしてもよいと思う。

睡眠時間が増えることで、心身の不調が改善され、パフォーマンスも上がることが期待される。そしてそれは、社会全体の生産性を上げることにつながるはずだ。

コラム① レム睡眠とノンレム睡眠の誤解

レム睡眠＝「浅い眠り」ではない

睡眠には「ノンレム睡眠」と「レム睡眠」の2種類がある、ということは、すでに一般的な知識といっていいのかもしれない。しかし、この両者の違いを「ノンレム睡眠＝深い眠り／レム睡眠＝浅い眠り」と理解していないだろうか？　メディアなどで睡眠の基本を説明する際、よく使われる表現なので誤解するのも仕方がないが、それは誤りだ。

レム睡眠は浅い眠りではないし、そもそも、レム睡眠とノンレム睡眠の違いは、単なる「量」的なものではなく、「質」が違う。脳の状態も全身の状態もまったく異なる「別モード」だ。

睡眠の深さに関していうなら、深度の違いはノンレム睡眠の中にある。ノンレム睡眠は脳波の状態からさらに、「N1」「N2」「N3」に分類される。哺乳類の場合、「N1」＜「N2」＜「N3」とNの数字が大きくなるほど、睡眠深度が深いことを示す。

睡眠経過図

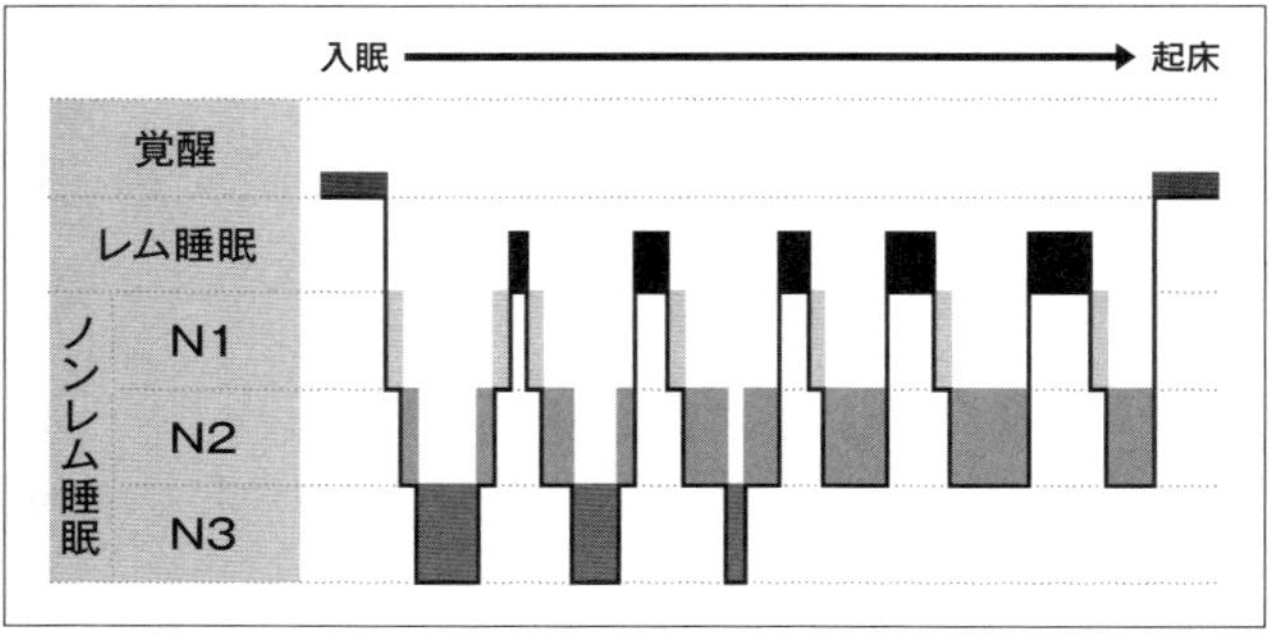

睡眠の状態は見ただけではわからないため、筋電図や脳波などを同時に計測する「ポリソムノグラフィー」という装置を使って判定する。そして、覚醒・ノンレム睡眠・レム睡眠を時間にそって記録した「睡眠経過図」で、睡眠の状況を知ることができる。

ノンレム睡眠中の「N1」とレム睡眠を比べると、レム睡眠中のほうがよほど覚醒しにくい。その現象だけをとっても、「ノンレム睡眠＝深い眠り／レム睡眠＝浅い眠り」ではないことがわかる。

ノンレム睡眠とレム睡眠の違いは、覚醒とノンレム睡眠が異なるのと同じレベルで違いがある。脳の活動という観点からいうと、私たちの体の状態は起きているか寝ているか――覚醒／睡眠の2つではなく、覚醒／ノンレム睡眠／レム睡眠という3つのモードに分かれていて、それを順番に繰り返していると考えたほうがよい。

睡眠サイクルは90分とは限らない

睡眠にはサイクルがある、ということも、すでにご存じの方は多いだろう。ヒトは眠るとまず深いノンレム睡眠に入り、ある程度の時間がたつとレム睡眠へと移行する。そのあと、再びノンレム睡眠に入り、そしてまたレム睡眠へと移行する。

このノンレム睡眠とレム睡眠を合わせた1セットを「睡眠サイクル」といい、だいたい1セット数十分となる。第1章でも述べたように、「睡眠のサイクルは90分」と言われたりするが、そこまで正確なものではなく、「数十分」というのが適切だ。

この睡眠周期が一晩に4～6回繰り返されるわけだが、徐々にその内容も変わる。最初のサイクルではわずかだったレム睡眠の割合が徐々に増加。ノンレム睡眠の内訳も時間とともに変化し、睡眠周期の2回目以降、N3の割合は減っていき、覚醒前になるとN1とレム睡眠の比率が多くなる。睡眠にとくに問題を抱えていない人は、レム睡眠とノンレム睡眠のこうした配分が、一晩の中で適切に繰り返される。

興味深いのは、睡眠周期は必ずノンレム睡眠とレム睡眠によって成立するということだ。もしも、巷間《こうかん》言われるように「質のいい睡眠＝深い眠り」だとすれば、意味があるのはノンレム睡眠だけということになる。しかし実際には、さまざまな実験によって、レム睡眠は欠くことができない状態であることがわかっている。またN3の深いノンレム睡眠だけではなく、浅いノンレム睡眠にも固有の役割があることもわかっている。

「睡眠」と一言で語るけれど、「ノンレム睡眠」「レム睡眠」、それぞれにまったく異なる役割があり、それによって私たちの脳と体は維持されている。

脳の休息・メンテナンスモード「ノンレム睡眠」

ノンレム睡眠とレム睡眠の違いは、〝量〟ではなく〝質〟にあると指摘した。覚醒／ノンレム睡眠／レム睡眠という3つの脳の作動モードの違いを順番に説明しよう。

まずは、覚醒時。脳波は周波数の高いβ波が脳全体で観察される（脳波は意識水準が高いと周波数は高く振幅は小さく、意識が薄れると周波数は低く振幅が大きくなる）。

感覚系からの入力は100％脳に伝達され、リアルタイムで処理されていく。インプットされたありとあらゆる情報は、大脳皮質の前方にある「前頭前野」と呼ばれる部位で統

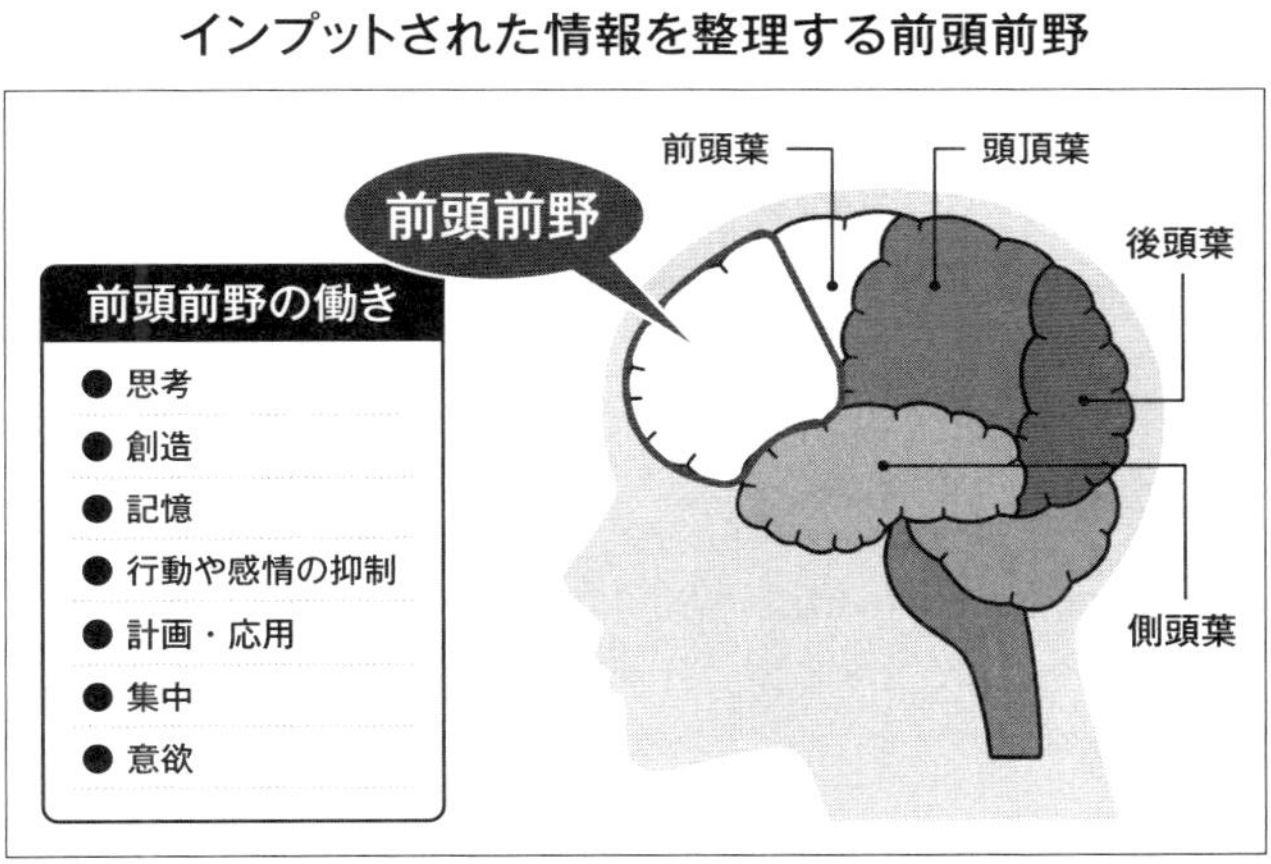

インプットされた情報を整理する前頭前野

合・整理される。

私たちが今、どこにいて何が起こっているのかを理解し、現状把握をして、次にどう行動すべきかを考えられるのも、筋肉などへ指令が伝わり目的をもった行動をとることができるのも、この前頭前野での情報処理のおかげだ。

では、ノンレム睡眠時はどうか？　ノンレム睡眠時、脳波はα波以下のゆっくりとした振幅の大きな波を示す。これは、大脳皮質の神経細胞の活動がそろってくることに関係している。覚醒の制御にかかわる「脳幹」や「前脳基底部」「視床」の活動も低下する。脳がメンテナンスモードに入ったため、情報処理する能力は低下している。

睡眠の各段階の脳波

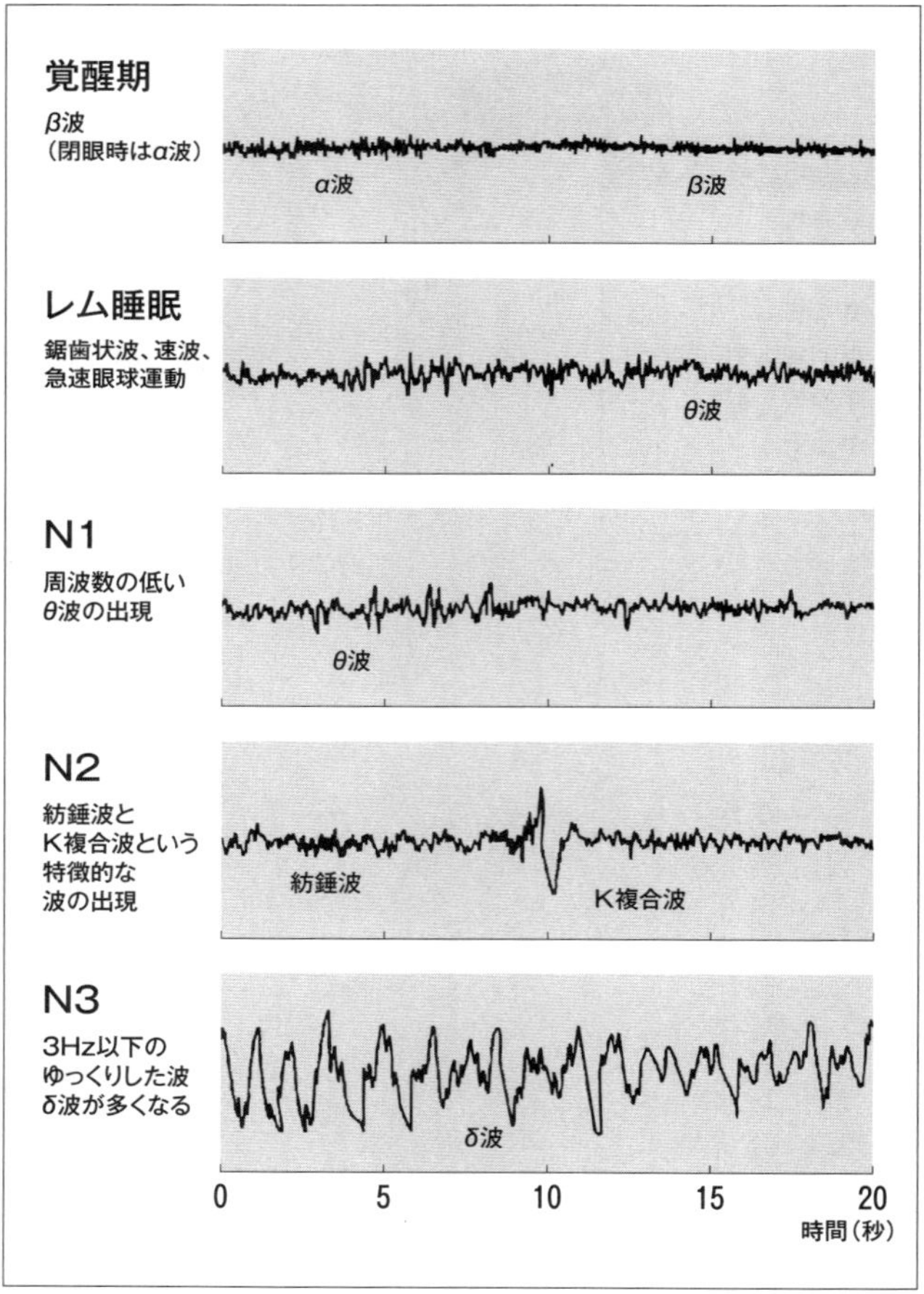

『睡眠の科学』櫻井武（ブルーバックス）を改変

ただ、感覚系からの入力がすべてなくなるわけではない。そのため、大きな物音がしたり、光の刺激が入ったりすると目覚めることができる（N3の段階だと難しいこともある）。情報の入力はあるけれど、脳の処理能力は落ちている。寝返りをするなど体を動かすことができないわけではないが、脳からの命令が少なく筋肉への出力は落ちる。脳は「おやすみ中」だが、感覚器官や筋肉とはつながっている状態がノンレム睡眠だ。

ノンレム睡眠中、休んでいる脳の中で活動が高くなる部位がある。それが、視床下部の前方にある「視索前野」だ。視索前野には睡眠を開始し維持する機能をもった領域が存在する。この部分の神経細胞の働きによって、覚醒が抑制され睡眠が促される。

ノンレム睡眠中は1日のうちでも脳のエネルギー消費がもっとも下がる。脳も体も休息モードに入っているのがノンレム睡眠だ。

レム睡眠は体の休息ではない

ノンレム睡眠については「脳の休息・メンテナンスモード」と端的に表現できるのだが、レム睡眠について一言で語るのは難しい。ひょっとしたら、レム睡眠は「体の休息」

覚醒と睡眠時の脳の状態

	覚醒	ノンレム睡眠	レム睡眠
意識	はっきり	ない 脳はお休み中	ない 脳は活発に活動
脳波	周波数の高い β波が脳全体	α波 ゆっくりとした振幅	覚醒時と似た 電圧の低い速い波
感覚系からの入力	100% 脳に伝達	脳には 情報が伝わるが 処理できない	視床で ブロック
筋肉への出力	正常	低下するが ゼロではない。 寝返り程度	全身の筋肉が 弛緩

と理解している人がいるかもしれない。それは残念ながら誤りだ。

レム睡眠中、脳は活発に活動している。脳波を見ると覚醒時と同じようにその波形は小刻みで、低電圧の速い波が観察される。驚くのは、その活動の度合いが覚醒時以上だということだ。なんなら、日中、難しい数学の問題を解いているとき以上に、脳は活動している。

ただ、感覚系からの入力は視床でブロックされている。また、レム睡眠中には脳幹から脊髄に向けて運動ニューロンを麻痺《まひ》させる信号が送られるため、一部を除いて、脳の命令が筋肉に伝わらない。そのため、全身の筋肉は緩んでいて力が入らない（これが、「体の

レム睡眠時の脳活動

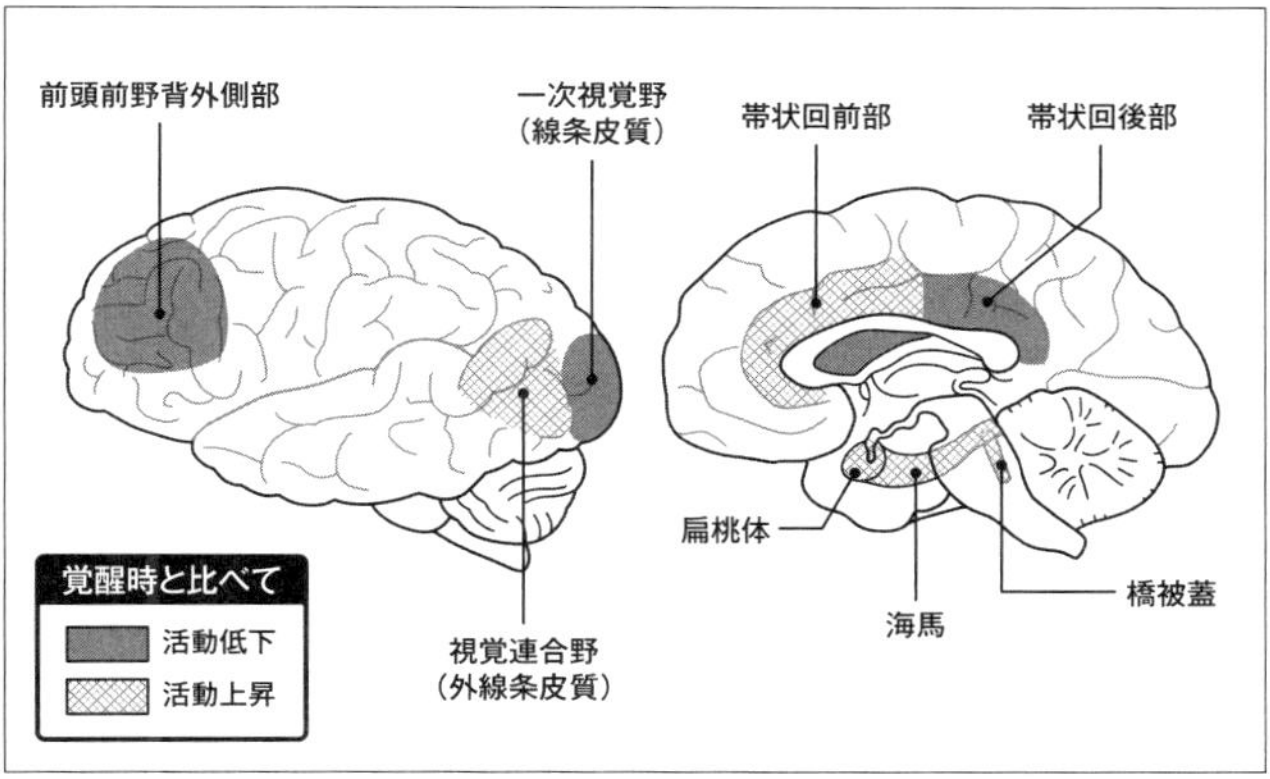

休息」という誤解のもとだと推察される）。

つまり、脳のインプットもアウトプットも遮断して、脳をフル活動させている状態がレム睡眠だ。ＰＥＴ（陽電子放射断層撮影）やｆＭＲＩ（脳機能画像解析技術）などで脳の各部の動きを見ると、レム睡眠時、とくに大脳辺縁系の扁桃体や海馬の活動が覚醒時より上がっていることがわかる。

扁桃体《へんとうたい》は側頭葉の内側面にある部位で、情動と深くかかわりがある。感覚系から入ってきた情報が、どういう意味をもたらすのか——危険や脅威なのか、それともうれしいことや楽しいことなのかを評価しているのが扁桃体だ。

一方の海馬は扁桃体の後方にあり、記憶

——とくに、新しい記憶をつくるために重要な役割を果たしている。扁桃体と海馬は密接にかかわっていて、扁桃体が情動を発動させると海馬は記憶を強化する。強く感情が揺さぶられた出来事について、鮮明に覚えているのはそのためだ。しかし、レム睡眠中に扁桃体や海馬の活動が高まっているのは記憶の固定化をしているからではない。むしろレム睡眠中には記憶のメカニズムは停止している。そのため通常、夢の内容を鮮明に覚えていることは少ない。

しかし、扁桃体の活動は、自律神経系への出力に大きく影響を与える。交感神経系の変動も大きくなっており、これは、レム睡眠が決して「体の休息」ではないことを意味している。

脳の活動が高まっている部位がある一方、レム睡眠中に活動を低下させる部位もある。それが「前頭前野」と「一次視覚野」だ。これについては、第5章、レム睡眠と夢とのかかわりのなかで説明しよう。

また、レム睡眠時、眼球は動いている。レム睡眠の「REM」は「急速眼球運動」＝「rapid eye movementの略で、レム睡眠は眼球の動きがともなう睡眠という意味だ。一方、ノンレム睡眠時、眼球は動かない。ノンレムという言葉は、「rapid eye movement

がNON＝ない睡眠という意味だ。

脳の作動モードは3種類

脳はこうした覚醒・ノンレム睡眠・レム睡眠という3つの作動モードを、1日の間でスイッチングさせている。

よりイメージしやすいよう、それぞれの状態をパソコンに例えると次のようになる。

●覚醒状態：インターネットとつながり情報をやりとりし、周辺機器にも接続して、アウトプットをしている。

●ノンレム睡眠：パソコン本体もスリープモード。インターネットや、周辺機器との情報のやり取りも最小限しか行われていない

●レム睡眠：インターネットなど外部との接続、周辺機器との接続もオフ。端末のパソコンは動き、情報処理をしている

パソコンに例えると

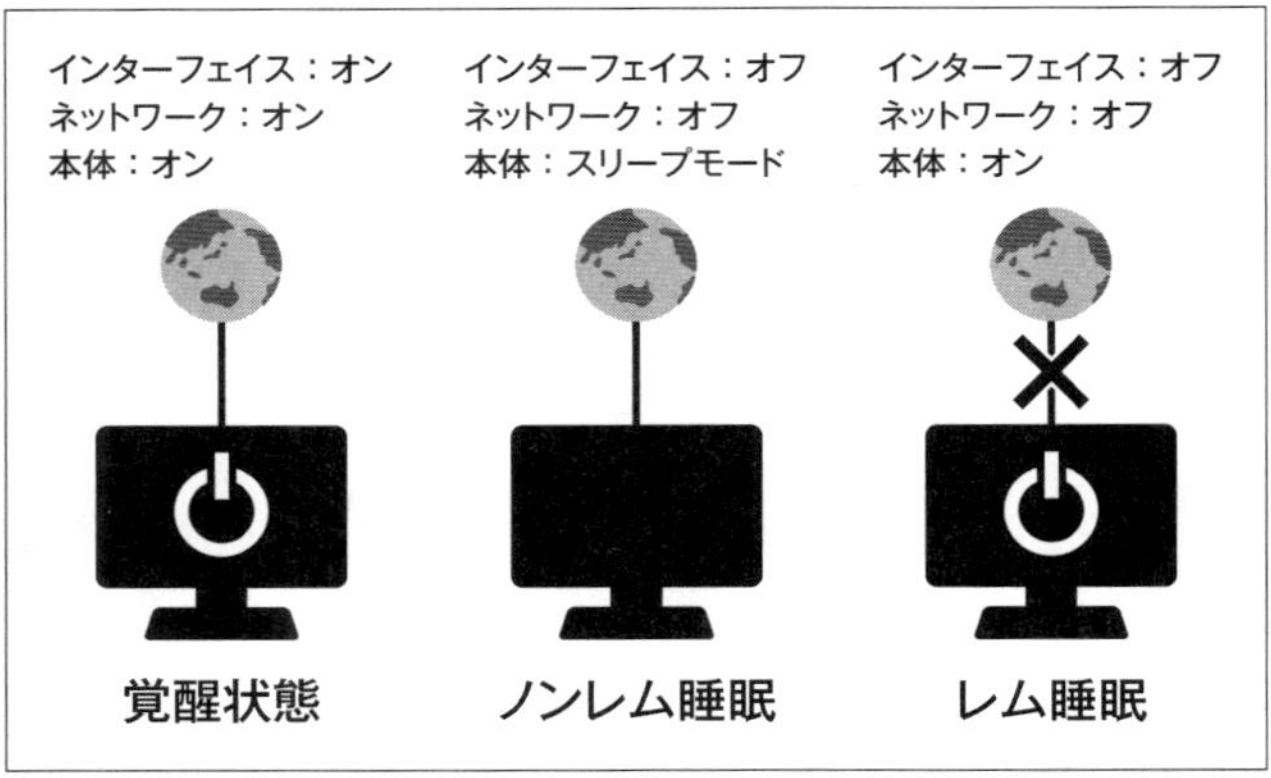

ではなぜ、脳の作動モードの中にレム睡眠という特殊な状況があるのか？　レム睡眠の意味については長年謎だったが、近年、急速に解明されつつある。

長時間の断眠のあとは、いつもより早くレム睡眠に入り、レム睡眠が長く続くことがわかっている。それはあたかも、不足したレム睡眠を取り戻そうとしているかのようだ。

また、レム睡眠が減ると死亡率が高まり、さらに心血管疾患による死亡リスクも上昇するという研究結果もある。

これらのことから、「レム睡眠」という脳の作動モードは必要不可欠なのだと推測される。レム睡眠時、活発に活動する扁桃体は感情をつかさどり、海馬は脳の記憶をつかさどる。そのため、レム睡眠は情動——感情の処理にまつわる何か、あるいは認知機能にかかわっているのではないかと考えられる。そして、おそらく、レム睡眠時に脳が行っているその作業は、脳がリアルタイムで情報処理をしているときにはできないものなのだろう。

第2章　快眠のためのヒントその2〈環境温度〉

寝室は暑すぎても寒すぎてもダメ

快眠に望ましい寝室の環境というものがある。照明は最小限の明るさで光の刺激を極力減らすこと。静かであること。そして、極めて重要なのが快適な温度だ。温度と睡眠には密接な関係がある。体温調節にかかわる脳部位は視床下部の視索前野にあるが、この部分は睡眠の開始と維持にも重要な働きをしている。ノンレム睡眠に入るためには深部体温が下がることが必要なのだ。

一般的に睡眠によい温度は23〜25℃、湿度40〜60％だといわれるが、自分が心地よいと思う温度と湿度を、入眠のときだけでなく寝ている間、保つことも肝要だ。必要に応じて、エアコンなどを適宜使っていこう。夏は「寝苦しい」という状況に陥ることがあるが、それは当然、環境温度が高すぎるからだ。

昔は「エアコンのつけっぱなしは体に悪い」といわれたものだが、室温が高すぎることによる睡眠不足のほうが断然、体に悪い。電気代を気にする方もいるだろうが、快適な睡眠と健康のためのコストと考えれば、決して高すぎないと思う。

Tips ❾

夕方以降は負荷の少ない運動を

最近では24時間営業のスポーツジムなどが増えているし、夜間にランニングする人も少なくない。日中、時間をとれない人が運動習慣を生活に取り入れるとなると、どうしても、夜、寝る前になってしまうのは仕方がないとは思う。

ただ、睡眠の観点からいうと、激しい運動は夕方から夜８時頃までに終わらせておいたほうがいい。体温が上がりすぎて、体が休息モードに入れず、なかなか寝つけなくなってしまうからだ。

ニュージーランドのオタゴ大学の研究によると「片足立ち」「つま先立ち」「イスを使ったスクワット」「股関節伸ばし」各３分を、寝る前の４時間に30分間隔で行ったところ、睡眠時間が30分長くなったという。これらの運動は筋肉に抵抗をかける「レジスタンス運動」と呼ばれる。

夕方以降に体を動かすのであれば、こうした負荷が大きすぎない筋トレやストレッチ、ヨガなどがおすすめだ。

入浴は寝る1・5時間前くらいまでにすませる

お風呂は面倒だからシャワーですませる、なんなら最近では極力お風呂に入らないという人もいるようだが、1日の終わり、ゆったりと湯船につかると体温がいったん上昇し、それが元に戻っていくタイミング、1～2時間後に眠気が訪れる。快眠習慣としてはおすすめだ。

ただし、入浴は就寝1時間半前くらいまでにすませておこう。寝る直前に熱いお風呂に入ると体温が上がってしまい、入眠しにくくなってしまう。どうしても、入浴が寝る直前になってしまうのであれば、ぬるめのお湯につかるようにしよう。

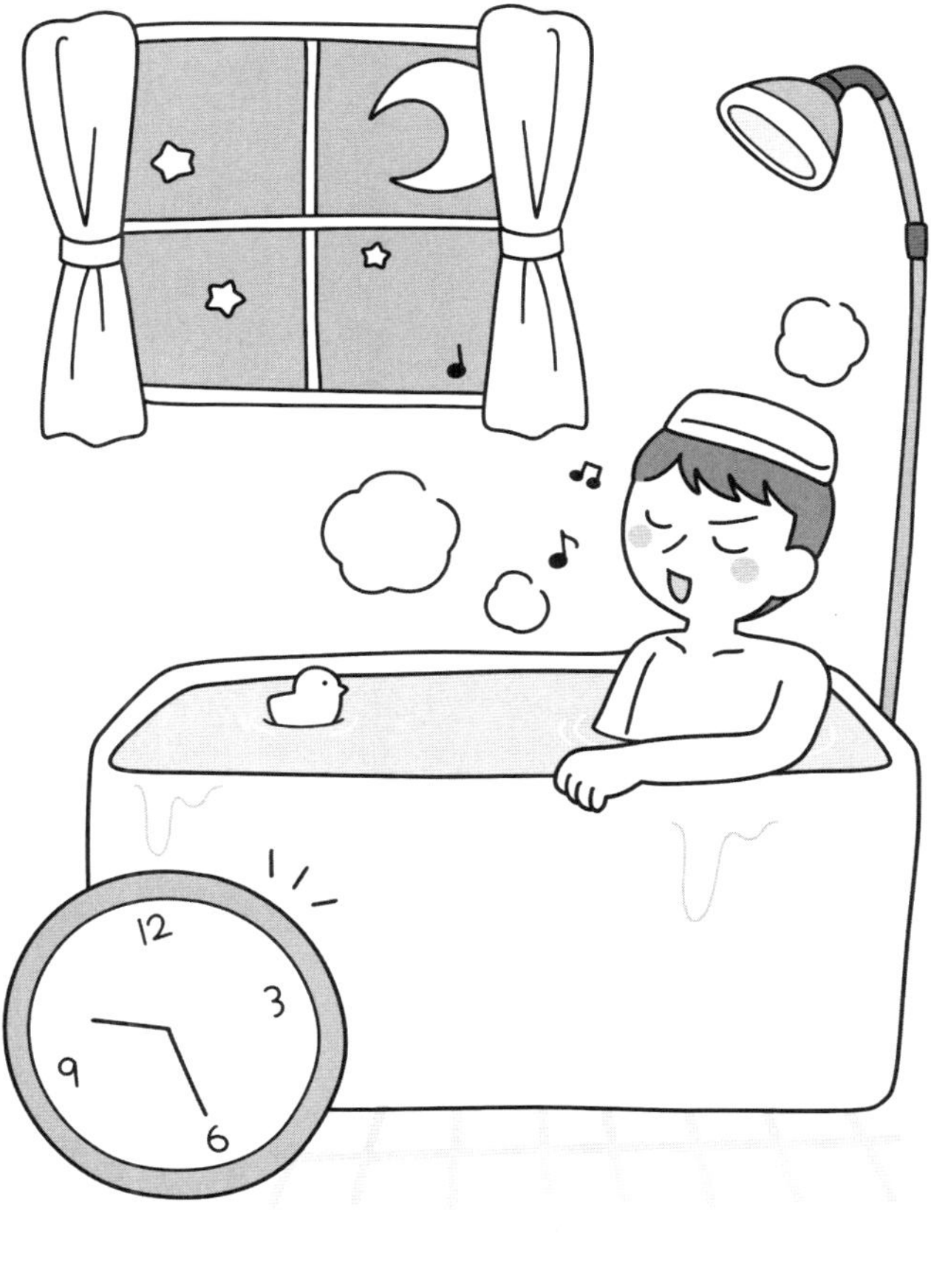
12
3
9
6

寝るとき、靴下は履きっぱなしにしない

「冷え性で、冬場は寝るときも靴下が必需品」という人も少なくないだろう。靴下を履いて、足を温めること自体はよい。しかし、ある程度、温まったら脱いだほうがよい。

手足が冷たいままではなかなか眠くならないが、一方で、履きっぱなしだと足からの放熱が妨げられるので深部体温の低下が遅れ、入眠が妨げられる。

同じ理由でふとんをあたためる器具やグッズの選び方、使い方も気をつけたい。電気毛布や電気あんかを使う場合は、一晩中、高温が続かないようタイマーなどをうまく使っていこう。

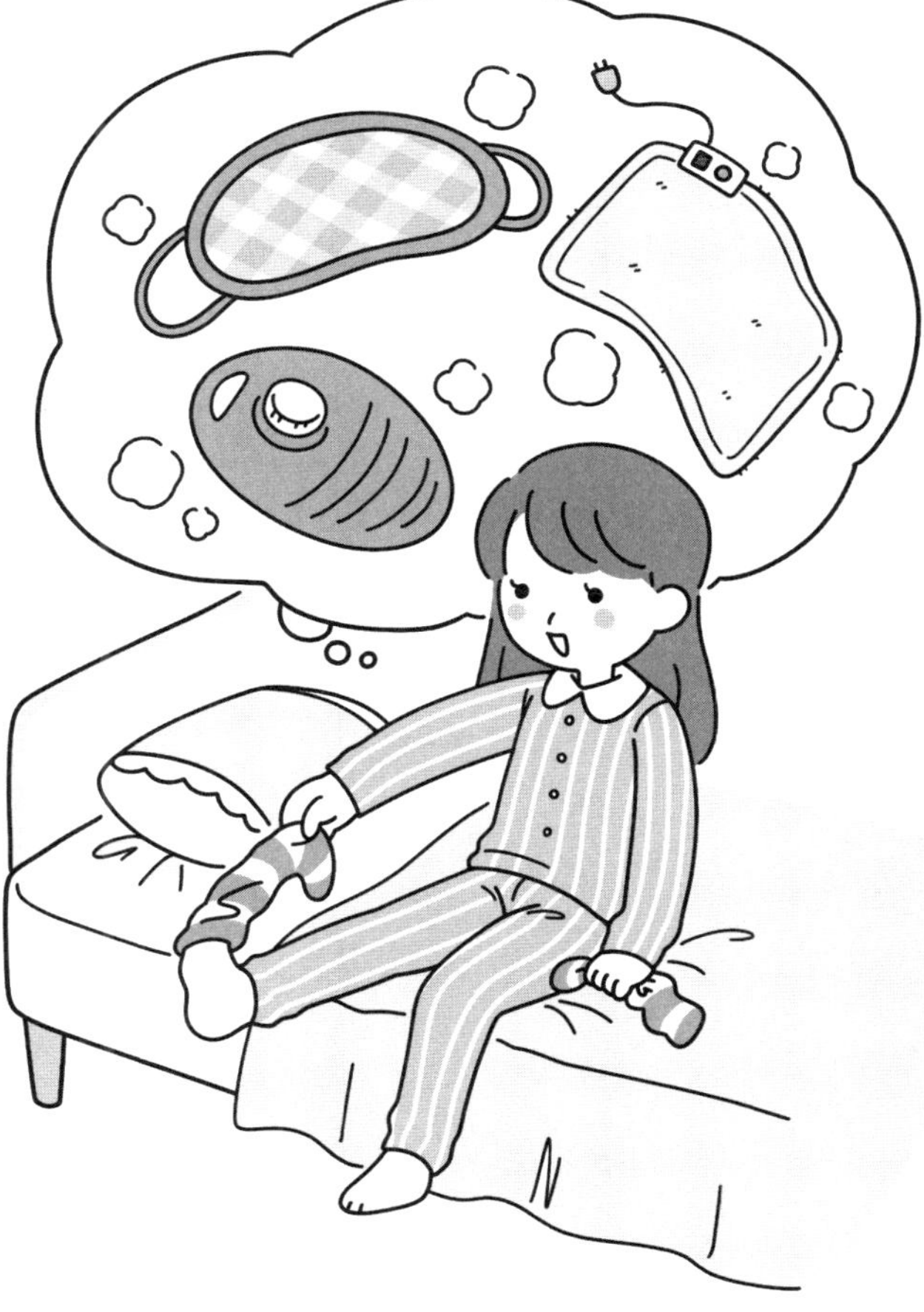

〈理解編〉　体の自然な変化を邪魔しない

体温の下がりはじめが眠りのはじまり

意識することはないだろうが、体温は1日のうちで1・0℃くらいの範囲で微妙に変化している。睡眠中も一定ではなく、眠りに入るとき、深い眠りにあるとき、目覚めていくときなど、睡眠の段階に応じて変動する。寝室の温度や湿度のコントロールは、睡眠に必要な体温変化を妨げないためにも必要だ。

体温には「表面体温（皮膚体温）」と「深部体温」がある。表面体温は皮膚表面の体温のことで、深部体温は内臓や脳における体温を指す（通常は直腸で測定する）。深部体温は外界からの影響を受けにくく一定に保たれていて、皮膚体温より2〜3℃ほど高くなる。睡眠とかかわりがあるのは深部体温のほうだ。

睡眠は、手足の血管が開き熱が放出されて、この深部体温が少し下がっていくときにはじまる。眠くなった赤ちゃんの手足に触るとほかほかと温かいのは、まさにこの現象だ。

深部体温の変化

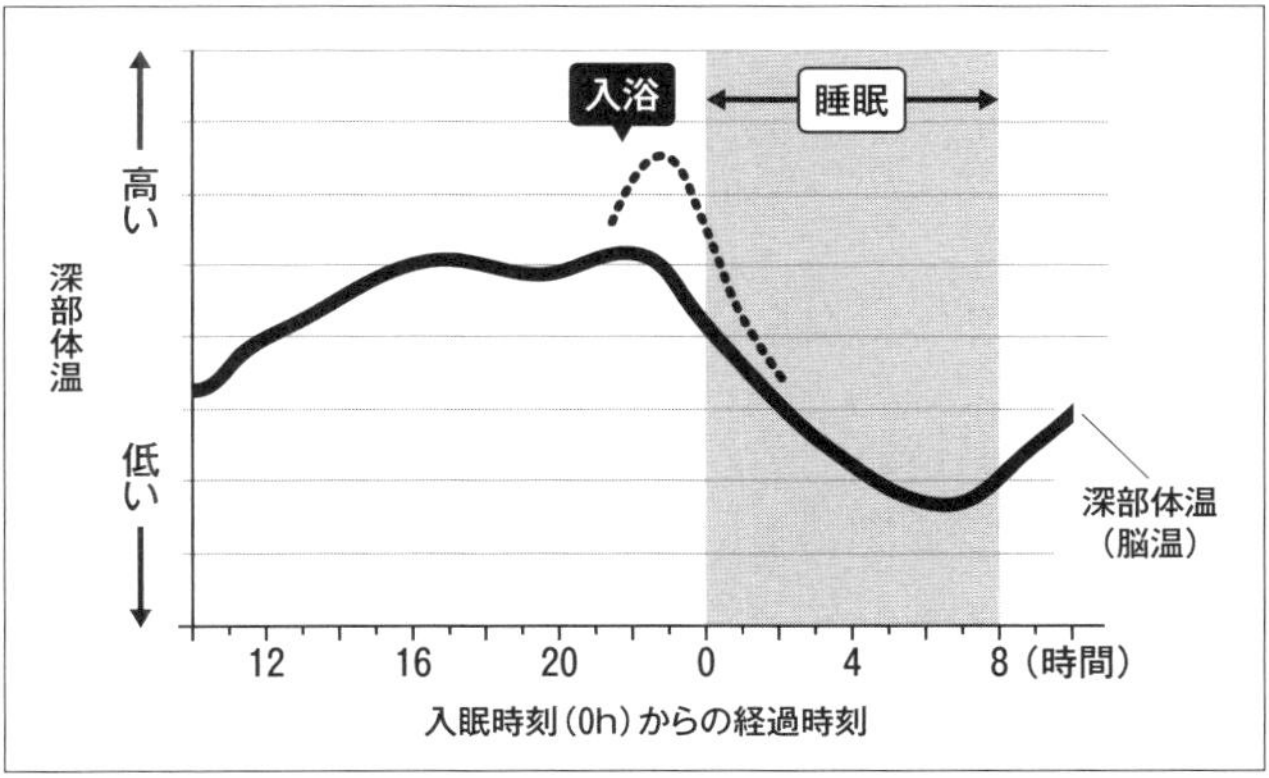

眠るためには深部体温を下げる必要があるのだが、それにはいったん、温度を上げておくと下がりやすくなる。体が冷えていると手足の血管が収縮して、熱を逃がさないよう働くので、深部体温が下がりにくく眠くなりにくい。入浴が快眠につながるのは、体が温まり、その反動で深部体温を下がりやすくするからだ。

一方、寝る直前の熱いお風呂や激しい運動が眠りによくないのは、深部体温が上がりすぎてしまい、下がるのに時間がかかるから。靴下の履きっぱなしや電気毛布がおすすめできないのは、手足からの放熱を妨げてしまうから。熱すぎても冷たすぎても、睡眠にはよくない。「脳を冷やす」ことが眠りを誘う。

体温の変化と自律神経

もう少し、細かく深部体温の変化を説明すると、体温は起床前からだんだんと上昇していき、約11～12時間後にもっとも高くなり、そこから数時間後、急激に下がっていく（このとき、睡眠がはじまる）。そして、深い眠りについたとき深部体温はもっとも低くなり、起床に向けて上昇……というサイクルを刻む。

こうした体温の変化は自律神経の働きによる。自律神経は呼吸や血圧、体温や代謝、内臓の動きなど生命維持に欠かせない機能を、文字どおり〝自律的〟にコントロールしている神経のことで、交感神経と副交感神経のバランスで調整されている。

体の機能を高めるほうに働くのが「交感神経」で、交感神経が優位になると心拍数や呼吸数、血圧が上がる。交感神経が優位のときは、体がアクティブモードに入る。

一方、体の機能を抑制するほうに働くのが「副交感神経」で、副交感神経が優位になると心拍数も呼吸数もゆっくりになる。副交感神経が優位のときは、体が休息モードにある。

暑くなれば、交感神経が活性して汗をかいて体温を下げる。ごはんを食べたら、副交感神経が優位になり胃腸が動く。寝ているときでも心臓が鼓動を続け、意識しなくても呼吸ができるのは、自分の意思とは無関係に自律神経が24時間自動で制御しているからだ。

体温調節と睡眠を制御する場所は同じ

自律神経の中枢が脳の視床下部だ。視床下部は睡眠と覚醒にとても重要な役割を果たしているので、少していねいに説明しておきたいと思う。

視床下部は間脳と中脳の間、脳の奥深くにあるとても小さな領域（４グラム程度しかない）だが、自律神経の中枢として働き、さまざまなホルモンの分泌をコントロールしている。体を一定の状態に保つ――恒常性の維持を担っているのが視床下部だ。

体内時計のマスタークロックがあるのも視床下部の一部、視交叉上核だ。マスタークロックからの〝時報〟に合わせて自律神経系が働き、深部体温だけでなく、血圧、血糖値、呼吸やエネルギー代謝が変化する。

睡眠中、レム睡眠とノンレム睡眠が繰り返される「睡眠サイクル」に応じて、交感神経と副交感神経は活発に変動している。

ノンレム睡眠のときは副交感神経が優位になり、レム睡眠のときには交感神経が優位に

自律神経の中枢、視床下部

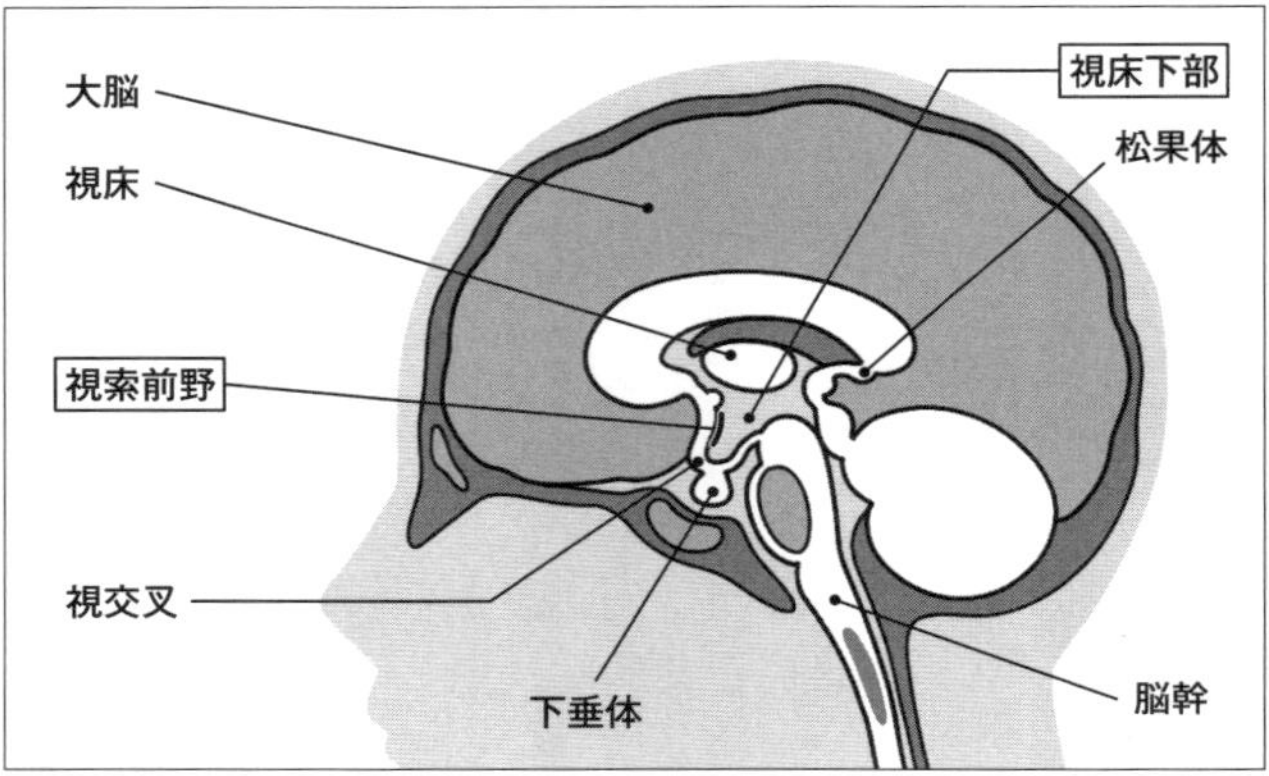

なる。とくにレム睡眠中、心拍数や呼吸数は大きく変動している。これは神経系が興奮していることを示す。コラム①で、レム睡眠のときは脳がフル活動していると説明したが、それがこうした生理的変化にも表れているのだ。

視床下部は恒常性を制御するのと同時に、基本的な欲求、情動（感情）や本能にもかかわるなど、極めて大切な役割を担っている。

視床下部の前のほうは「視索前野」と呼ばれる。視索前野は睡眠を開始し、支える役割を果たしていると考えられている。たとえば、視索前野には睡眠時にだけ活動をする神経細胞（ニューロン）がある。この「睡眠ニューロン」が興奮し、「ＧＡＢＡ」という神経伝達物質を放出し、覚醒にかかわる部位を抑制することにより睡眠は開始し、維持される。

ＧＡＢＡはアミノ酸の一種だが、神経伝達物質として脳内に多く存在し、哺乳類では神経細胞に対して抑制的に働くことが知られている。イメージしにくいかもしれないが「抑制」も刺激だ。たとえば、ＧＡＢＡは交感神経の働きを抑えたり、神経細胞の活動を低下させたり、活性を抑えるほうに作用する。

睡眠ニューロンは「ＧＡＢＡ」をつくり出し、脳幹にある覚醒を導くシステムを抑制。これによって、「睡眠」の状態がつくられる。

覚醒システムについては第４章にて説明するが、視床下部視索前野にある「睡眠システム」と「脳幹」にある覚醒システムの力関係によって睡眠と覚醒がつくられる。そして、そのタイミングを体内時計がコントロールしているのだ。

じつは、視索前野には、体温調節にかかわる重要な部分があり、この点もまた、睡眠の制御と体温制御の密接な関係を物語っている。体温制御系と睡眠制御系は密接に関係しながら、睡眠に最適な体温に調節を行っているのだ。環境温度が高すぎると眠りに悪影響がでる理由もここにある。

睡眠時の生理的変化

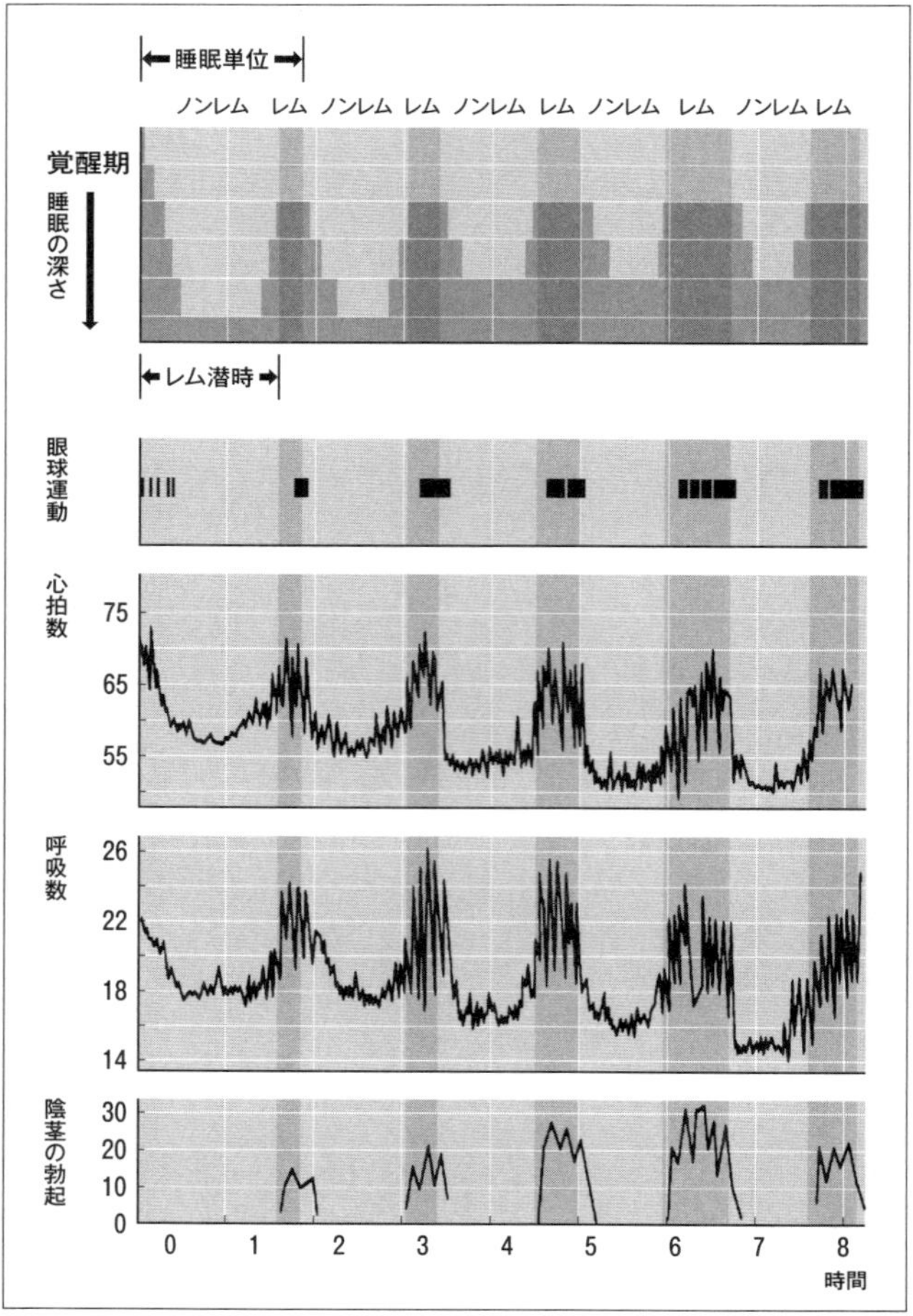

ここでは古典的にノンレム睡眠を4段階で表記してある

コラム②　眠らない生きものはいない

そもそも睡眠ってなんだ？

〈睡眠〉とは何か？と問われたら、みなさんはどう答えるだろうか？　私たちは生まれたときから（じつはその前から）、誰に教わるでもなく眠ることができる。当たり前に備わっている生理現象だから、改めて言葉で説明しようとすると戸惑ってしまうかもしれない。

そこで睡眠の定義について、辞書を紐解《ひもと》きながら考えていこう。岩波書店『広辞苑』（第6版）では〈睡眠〉を次のように説明している。

動物の体の動きが静止し、外的刺激に対する反応が低下して意識も失われているが、容易に目覚める状態。周期的に繰り返し起こる。脳波の変化をともない、生命維持に不可欠な現象。

「動物の体」とあるように、睡眠はヒトだけのものではない。イヌやネコ、サバンナに生きるキリンやゾウ、シマウマにも睡眠はある。空を飛ぶ鳥や海の中で生活をするイルカやクジラもそれぞれ独自のスタイルで眠る。

睡眠中、頻繁に寝返りを打つ人もいるし、寝相が悪い人もいる。決して、「体の動きが静止」しているわけではない。しかし、「外的刺激に対する反応が低下して意識も失われている」のは確かで、その行動は覚醒しているときのように意識的に目的をもって行っているものではない。

そして、意外と重要な指摘が、「容易に目覚める」という点だ。「体の動きが静止し、外的刺激に対する反応が低下して意識が失われている状態」というのは、睡眠だけに限らない。植物状態や脳死などの昏睡状態にある場合や全身麻酔が効いている場合など、刺激に対する反応性が低下することはある。ただ、こうしたケースでは容易に目覚めることはできないという点で睡眠と区別される。

深い眠り（N3）にある人を起こすのはけっこう厄介なので「容易」というのはどの程度かという話はあるかもしれないが、それでも通常の睡眠中であれば、揺り動かせば目覚める。

続く、「周期的に繰り返す」というのは、寝ている人はいつか起きるし、起きている人はいつかは寝るということだ。「脳波の変化」がともなうことが確認できるのは哺乳類や鳥類に限られるが、「生命維持に不可欠」――睡眠がないと生きていけないというのは、どんな動物にも共通する。睡眠は動物が生存するためになくてはならない必須の機能であり、生理現象であることは間違いない。

ただし、この広辞苑の説明は現象を記載しているにすぎない。睡眠の機能に関する説明が欠けている。私たちは覚醒を続けていると心身のパフォーマンス、とくに脳の情報処理能力がどんどん落ちていく。しかし、十分な眠りをとればそれは完全に復活する。つまり睡眠機能の要点は〝脳機能のメンテナンス〟であるということになる。

眠りのスタイルはさまざま

ヒトは昼間活動して、夜、まとまった眠りをとるが、睡眠のスタイルや量は生物によって異なる。チンパンジーやゴリラはヒトの睡眠に似ているが、草食動物は概して睡眠時間が短い。キリンやゾウは、1日2～4時間程度の睡眠をとる。一方、ゴリラは1日12時間、イヌは10時間以上、ライオンは最長20時間眠るなど、睡眠時間は動物種によって大きく異なる。また、睡眠のとり方もさまざまだ。数か月にわたる連続飛行で数万キロもの移動をする渡り鳥や、水中に暮らすイルカやクジラは、左右ある脳の一方の覚醒状態を維持しながらもう一方で眠り、それを交互に繰り返す「半球睡眠」と呼ばれる睡眠スタイルで眠る。

最近では、米国カリフォルニア州のモントレー湾に生息するキタゾウアザラシの脳波を計測して、野生の状態における睡眠を詳細に調べるという実験が行われた。その結果、キタゾウアザラシが海で生活する1年のうち、7か月間は1日に平均約2時間しか眠らないことがわかった。ゾウアザラシは外洋に出ている間も、10分から30分ごとに数分間しか海面に浮上しないことがわかっていた。従って、睡眠をとるのは海中ということになる。しかし、陸上にいるゾウアザラシは1日10時間以上眠るという。ここまで柔軟に睡眠時間を変える哺乳類がいることも驚きだ。

昆虫や魚などは脳波を測定することができないため、脳波で定義される哺乳類の「睡眠」とは異なるかもしれないが、睡眠状態と呼べるような休息をとっている。

たとえば魚でいえば、ベラの仲間は夜、砂の中に潜って眠るとされる。しかも規則正しく、日没の何分前、日の出何分前と決まった時間に寝て起きる。ブダイの仲間は口から粘液を出して寝袋をつくってその中に入って寝る。また近年では、ショウジョウバエや線虫など無脊椎動物も睡眠をとることがわかってきたし、ヒドラやヒトデなど脳のない生物ですら眠るといわれている。

また、2017年にカリフォルニア工科大学などが発表した研究では、サカサクラゲが眠っていることが確認された。サカサクラゲはその名のとおり、触手を上に向けて海中を浮遊するクラゲだ。眠っているときは、カサの部分の脈打つような動きが3分の2程度に減り、睡眠を妨げると、その後活動するはずの時間に動きが少なくなり、睡眠を補おうとするという。

クラゲは散在神経系をもつが、脳をもっていない。先ほど、「睡眠は脳機能のメンテナンス」と説明したが、進化の過程で脳が生まれる以前から睡眠があったことになる。

睡眠のスタイルはさまざまだが、特異な環境でも睡眠が確保できるよう、動物はそれぞれ進化した。言い換えれば、進化の過程で「睡眠」という生理現象を欠くことができなかったということだ。おそらく、眠らない動物は存在しない。

マウスもヒトも眠らないと死に至る

広辞苑が定義しているように、睡眠は生命維持に不可欠なもの。つまり、睡眠をとらないと生きものは死んでしまう。

たとえば、1980年代にシカゴの研究者が行ったラットの断眠実験では、断眠1週間では変化はなかったが、2週間がすぎると変化は顕著に現れた。皮膚から毛が抜け、潰瘍が形成。体温が低下してケージの隅で丸まって過ごすようになり、運動性が低下した。エサは食べていたものの体重はどんどん減少。そして、3〜4週間後、ラットは次々と死んでいったという。死因は感染症による敗血症だ。体内に当たり前にいる、通常であればなんら影響を与えない常在菌に負けてしまったと考えられている。

2023年に中国・北京の国立生物学研究所が発表した研究はさらに衝撃的だった。この研究では、マウスは眠るとき鼻が下向きの体勢になることに着目。そこで、深さ4センチほどの水の中で生活させ、横になったり頭が下がったりすると溺れてしまう環境をつくって実験を行った。脳波上でも「完全な断眠」をマウスに施すことに〝成功〟。実験の結果、多くのマウスが全身炎症をともなう「サイトカインストーム」という病態に陥って、4日で死んでしまったという。

長期の断眠が続くと脳はプロスタグランジンD2という物質をつくって、自らに睡眠を促す。この実験で極度の睡眠不足に陥ったマウスの脳は、大量のプロスタグランジンD2をつくり出し、それが全身に漏れ出てしまった結果、全身の炎症を引き起こしたのだった。脳は全身を犠牲にしてでも睡眠をとろうとするのだ。

おそらく人間もある一定期間以上、睡眠を奪われると死に至ると考えられている。ただし、拷問のような特殊な環境下であれば話は別だが、我々は完全に睡眠を断つことはできない。どうしても寝てしまうのだ。しかし、「家族性致死性不眠症」というまれな疾患では、極度の不眠に陥り、発症後2年程度で死に至る。

断眠チャレンジをした青年の話

ヒトが寝ないとどうなるのかについては、1963年12月に、当時カリフォルニア州サンディエゴの高校生だったランディ・ガードナーが行ったチャレンジが参考となる。彼は連続264時間、11日間の不眠記録を打ち立てた。

彼はハイスクールのクリスマス休暇の自由研究として不眠実験を敢行。ラジオでランディのチャレンジを知ったスタンフォード大学の睡眠研究の権威、ウィリアム・デメントが実験後半の数日間、詳細な観察を行ったため、現在でも睡眠研究の重要なデータとして参考にされている。

実験をはじめてからのランディの変化は次のように報告されている。

断眠2日目　怒りっぽくなる　記憶障害　目の焦点が定まらなくなる
断眠3日目　気分が変わりやすくなる　吐き気
断眠4日目　集中力の欠如　誇大妄想　ひどい疲労感　幻覚（道路標識が人間に見える）
断眠5日目　空想にふける
断眠7日目　震え　ろれつが回らなくなる
断眠8日目　発音が不明瞭
断眠9日目　視力低下　最後まで話ができない
断眠11日目　極度の記憶障害

体の機能を制御するのは脳

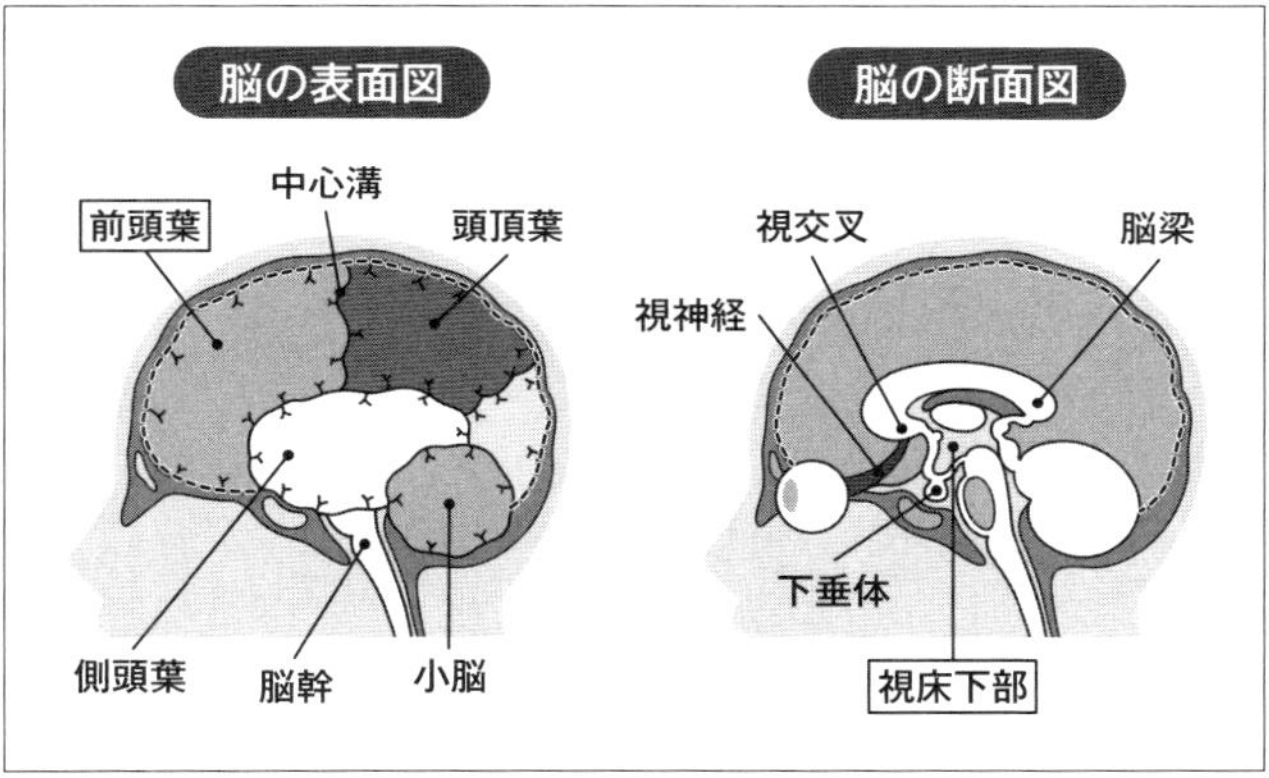

途中、「100から7を引く」という単純な認知検査を行ったところ、最初は計算できたが、途中から覚えていられず、自分が何をやっているのかも見失ったという報告もある。ランディの体にはさまざまな症状が現れたが、じつはどれも脳機能の問題だ。

脳の奥にある「視床下部」は自律神経の中枢で、体温調整や血圧、摂食行動などを調整していて、同時に怒りや驚き、不安といった情動行動にもかかわっている。運動や言語をつかさどる大脳の前部分「前頭葉」がダメージを受ければ、ふらつきや言語障害が起こる。前頭葉は高次な機能をコントロールしているため感情など集中力や注意力の低下につながる。

体の機能を常に適切に制御しているのが脳だ。その脳がうまく働かなくなれば、運動機能や精神機能に影響を与えるのは当然なのだ。

脳を維持する「マイクロスリープ」

ただ、ランディの体に現れた症状は、専門家が実験前に想定していたものよりも軽かったという。それはおそらく、断眠中に頻繁に「マイクロスリープ」と呼ばれる眠りに落ちていて、脳の機能が維持されたからと考えられている。

みなさんも睡眠不足と疲労が蓄積しているとき、退屈な会議や帰宅途中の電車で、ほんの数秒、眠りに「落ちた」といった経験はあるかと思う。それがマイクロスリープだ。マイクロスリープは明らかな睡眠不足のサインであり、居眠り事故の原因になることもあって社会的な問題になっている。しかし、そもそもは脳を守るために備わった生理機能だ。

ランディの断眠実験は、もう一つ興味深い示唆を与えてくれた。それは、「睡眠にはある程度の柔軟性がある」ということだ。彼はチャレンジ終了後、15時間眠り続けた。その後、しばらくは生活のリズムが崩れたようだが1~2週間後には完全に回復し、直後に顕著な後遺症も見られなかったという（ランディは晩年うつ病になり、この断眠チャレンジが影響したと語っていたようだが、うつ病はまれな疾患ではないし、その因果関係はまったくわからない）。

じつは、断眠実験をしたラットも、死に至る前に睡眠を与えるとちゃんと回復する。睡眠は絶対に必要なもので、睡眠不足は間違いなく脳と体に悪影響を与える。けれど、ある程度であればその欠乏に耐えることはでき、被ったダメージも回復が可能だということだ。

睡眠不足は寝ることでしか解消できない。けれど、言い換えれば、寝ればリセットできる柔軟性をもっているということでもある。

ちなみに、２００７年にイギリスの男性がランディより2時間長い、断眠記録２６６時間という記録をつくりギネスブックに登録されたが、現在では削除されている。「睡眠を断つ」という挑戦自体が危険行為と判断され、ギネスの項目から除外されたのだ。動物を用いた断眠実験も実験を完遂したときの結果は明らかで、死に至らしめる実験は生物倫理の観点から基本的に行われなくなっている。

わざわざ、睡眠を断つなんてことはしないほうがいいのだ。

第3章　快眠のためのヒントその3　〈睡眠圧〉

日中、脳も体もしっかり使うこと

朝、光を浴びて体内時計がリセットされると、平均的な成人であれば、眠くなるのは約16時間後くらい。朝7時に起きたのであれば、夜11時以降に「眠くなってきた」と感じる。ただ、体内時計だけが睡眠と覚醒のコントロールを行っているわけではない。「睡眠圧」という眠りへの欲求――いわゆる〝眠気〟も必要だ。体温やホルモンの分泌などを通じて体内時計がつくる覚醒と睡眠のリズムに加え、覚醒中に〝眠気〟が蓄積することによって睡眠のタイミングが決まる。

経験的にわかる方も多いだろうが、体も頭も使わずにぼんやり過ごした日はなかなか眠くならないし、逆に、頭をフル回転させ、忙しく過ごした日はあっという間に眠りが訪れる。眠気がおきるためには、心身の適度な疲れが必要だ。日中は集中力や注意力を高め、脳を積極的に使っていこう。もちろん、体を動かすのもいい。体を動かすのも脳なのだ。ただし、すでに指摘したように、激しい運動は夕方までにすませておこう。

Tips ⑬

30分以内の短い仮眠が「いい昼寝」

寝不足になりがちな現代人にとって、昼寝をして、不足した睡眠時間を補うことは決して悪いことではない。ただし、昼寝をするタイミングと長さがポイントとなる。それによって、眠気を解消して作業効率を高める「いい昼寝」（パワーナップ）にもなれば、夜の睡眠を妨げる「悪い昼寝」にもなる。

昼寝と夜間の睡眠は別のものだと考えておこう。昼寝は睡眠不足からくる「眠気」を払うためのものであり、その結果パフォーマンスアップが期待できる。

夜の睡眠は、脳のメンテナンスである。コラム①で解説した「睡眠のサイクル」について、覚えているだろうか？　ノンレム睡眠には浅い「N１」から深い「N３」まである。寝入ってすぐにノンレム睡眠に入るのだが、昼寝でN３の深さまで到達してしまうと、「睡眠圧」が下がってしまい、本来心身のメンテナンスをするための、夜の睡眠で深い眠りが出にくくなってしまう。またそれだけではなく、昼寝でいったんN３までの睡眠深度に到達してしまうと、目覚めたあとの

昼寝と睡眠圧

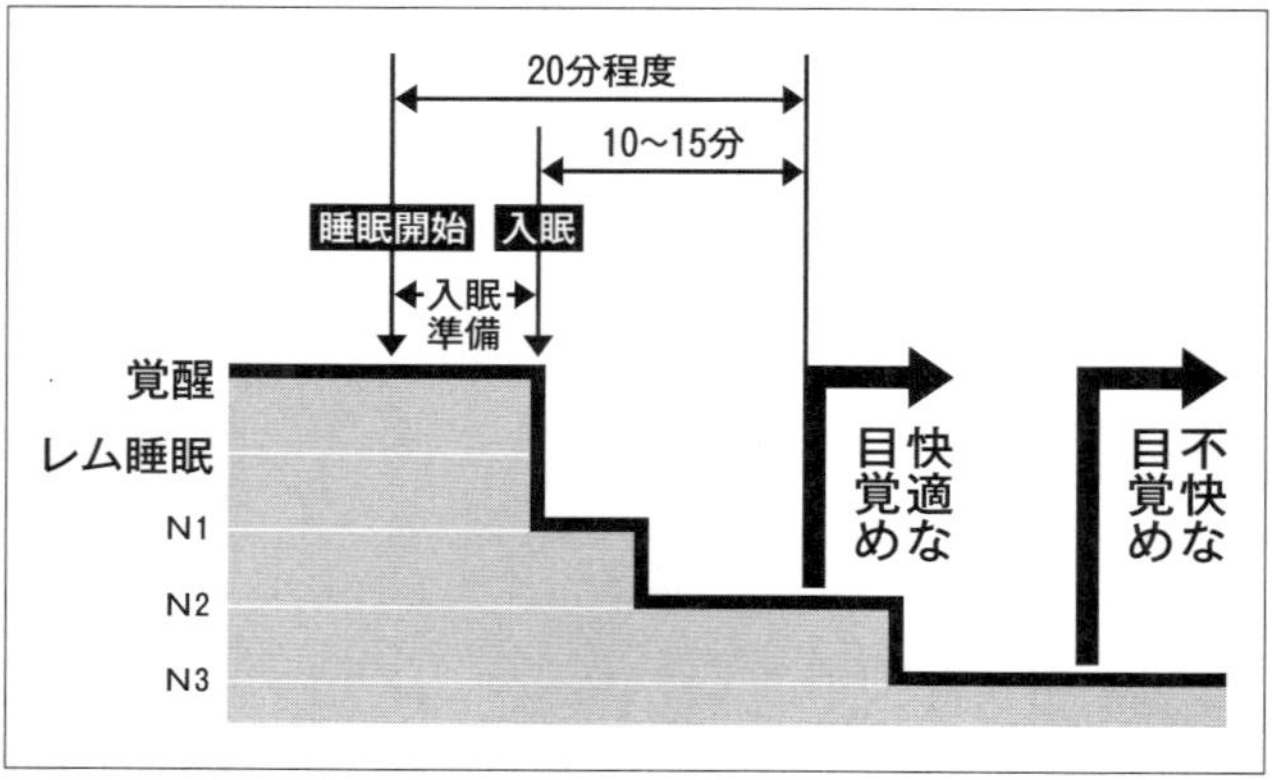

パフォーマンスは低下した状態になる。こうした睡眠から覚醒への切り替えがうまくいかず、気分がすぐれなかったり、体がだるかったりする状態を「睡眠慣性」と呼ぶ。

昼寝はN2程度までにとどめておくべきだ。N2でもある程度、眠気解消に役立つ。寝つくのに5分かかるとして、N1は数分で終わり、N2がだいたい10分程度であることを鑑みると昼寝の時間は20分がベスト、長くても30分。ダラダラと長く寝てしまうことだけは避けよう。

昼寝をするなら午後2時～3時の間で

昼寝の時間は「ベストは20分程度。長くても30分」。そして、そのタイミングは「午後2時～3時」がおすすめだ。

そもそも、午後2時～３時は体内時計の影響で、覚醒を維持する力が弱まっている。小さな眠気のピークが訪れ、同時に昼食を食べたあとだと血糖値が上がるため眠くなる。生理的に眠たくなる時間帯なのだから、そこで短い仮眠をとるのはとても合理的だと思う。

逆に、この時間帯に無理して起きていて、帰りの電車の中や帰宅直後にうたた寝をすると、睡眠圧が低下してしまう。それが夜、眠れなくなったり、最初に訪れる睡眠周期でのノンレム睡眠が浅くなったりしてしまう原因につながる。適切な昼寝をすると、認知能力や判断力、注意力が高まるといった研究報告は数多くある。しかしそれは「眠気」を払うためのものであり、睡眠としての役割はきちんと夜の睡眠をとることで果たされる、ということを理解しておこう。

夕方以降のカフェインはできるだけ控える

終わらない仕事を前に、コーヒーやエナジードリンクを飲んで気合いを入れて残業……という生活を送っている人も少なくないだろう。が、できる限り、夕方以降のカフェイン摂取は控えたほうがいい。カフェインの影響には個人差はあるが、カフェインの血中濃度は摂取してから30分～2時間程度で最大になり、効果が半分になる時間（半減期）は2～8時間と幅があり、かつ長い。

もし、仮に半減期が6時間だとしたら、夕方5時にオフィスで飲んだコーヒーの影響は夜11時の段階でもまだ半分残っている。夜9時すぎに夕飯を食べて、食後にコーヒーを飲みながら「寝る前のリラックスタイム」と思っているその習慣が眠りを妨げていることになる。

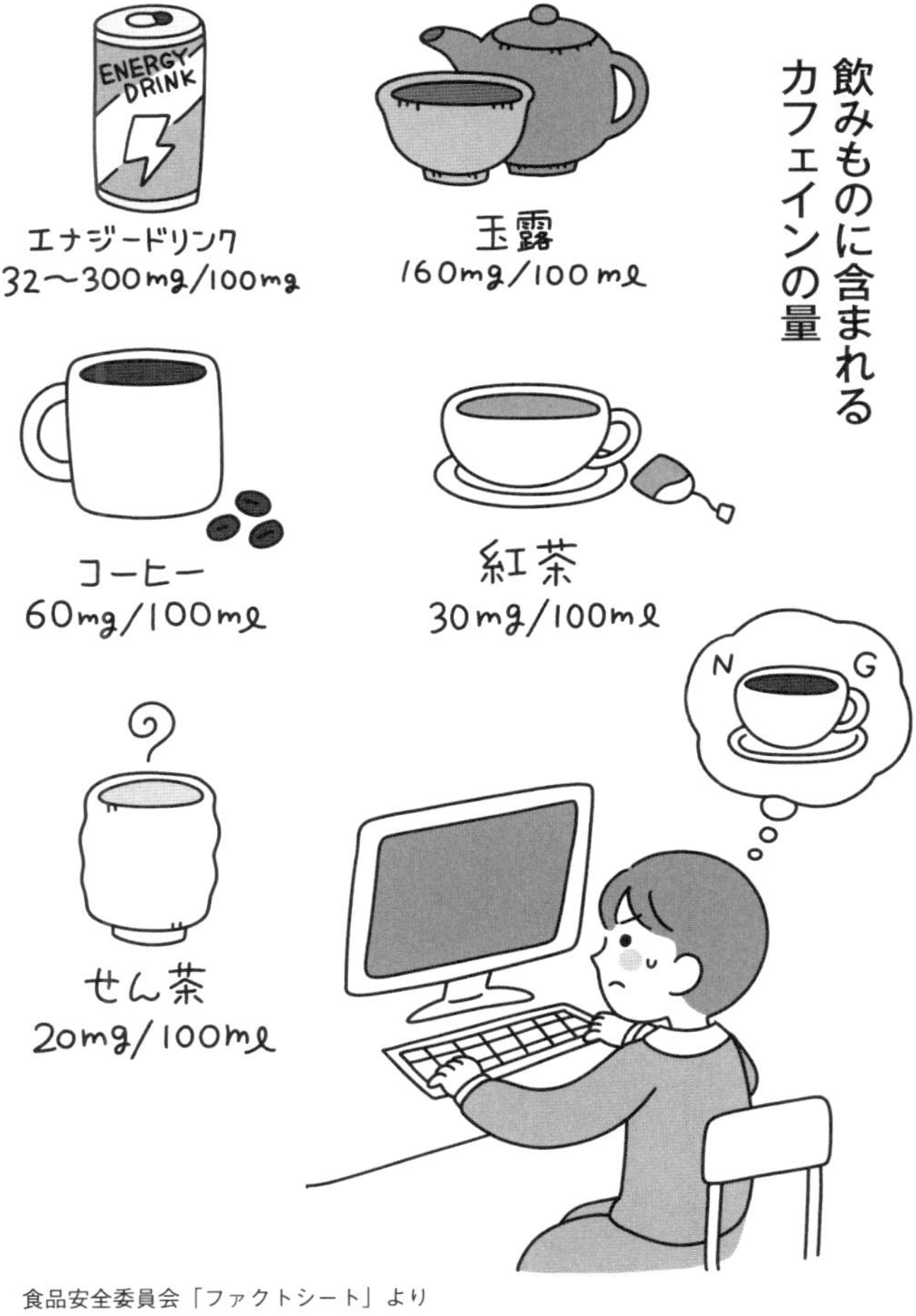
飲みものに含まれるカフェインの量
ENERGY DRINK
エナジードリンク
32〜300mg/100mg
玉露
160mg/100mℓ
コーヒー
60mg/100mℓ
紅茶
30mg/100mℓ
せん茶
20mg/100mℓ
NG

食品安全委員会「ファクトシート」より

〈理解編〉日中の活動が眠りに誘い、眠りが日中の活動を支える

「睡眠圧」とは?

寝る時間の少し前くらいから眠気がおこり、自然と眠りに落ちていくのが理想的な入眠だが、そもそも、「眠気」とはなんだろうか? どうして、眠くなるのか? 「睡眠」はどのようにして訪れ、なぜ、「覚醒」するのか? そのことを考えるには、まず「睡眠圧」という概念の説明が必要となる。

睡眠圧とは「起きている時間の長さに応じて脳内には〝何か〟が蓄積し、それが溜《た》まると眠気を招き、睡眠によって溜まっていた〝何か〟は解消される」という概念だ。似たような言葉に「睡眠負債」という言葉があり、こちらのほうが一般には馴染み深いかもしれない。睡眠負債という言葉が日本で広く知られるようになったのは、２０１７年のＮＨＫのドキュメンタリーが話題となり、その年の新語・流行語大賞でトップ10入りした頃だろう。

睡眠負債は睡眠圧と同様に使われていたが、〝睡眠によって除去しきれなかった睡眠圧〟という意味で使われることが多い。「睡眠不足は蓄積すると借金のように膨らんでいき、心身の不調をもたらす」といったニュアンスのようだ。

睡眠圧と睡眠負債の関係は、「起きている時間の長さに応じて脳内に蓄積した『睡眠圧』のうち、その夜の睡眠で完全に解消しきれずに残った部分が『睡眠負債』だ」と考えるとイメージしやすいと思う。

徹夜をして長時間起き続けてきて、ようやくベッドに体を横たえたとき。あっという間に深い眠りに落ち、朝まで爆睡していた経験はあるだろう。このとき、あなたを眠りへと向かわせるよう強烈に働いたのが「睡眠圧」だ。

起きている時間が長ければ長いほど睡眠圧は蓄積していく。そして、眠ることで睡眠圧は解消され、睡眠圧がなくなると覚醒する。いわゆる、「眠気」が睡眠圧だと理解してもらって、大きな齟齬《そご》はないだろう。

睡眠圧は、日本庭園などでたまに見かける「ししおどし」にたとえられる。ししおどしは竹筒に水が溜まっていき、いっぱいになるとその重みで傾いて水を放出し、軽くなった

睡眠圧のイメージは「ししおどし」

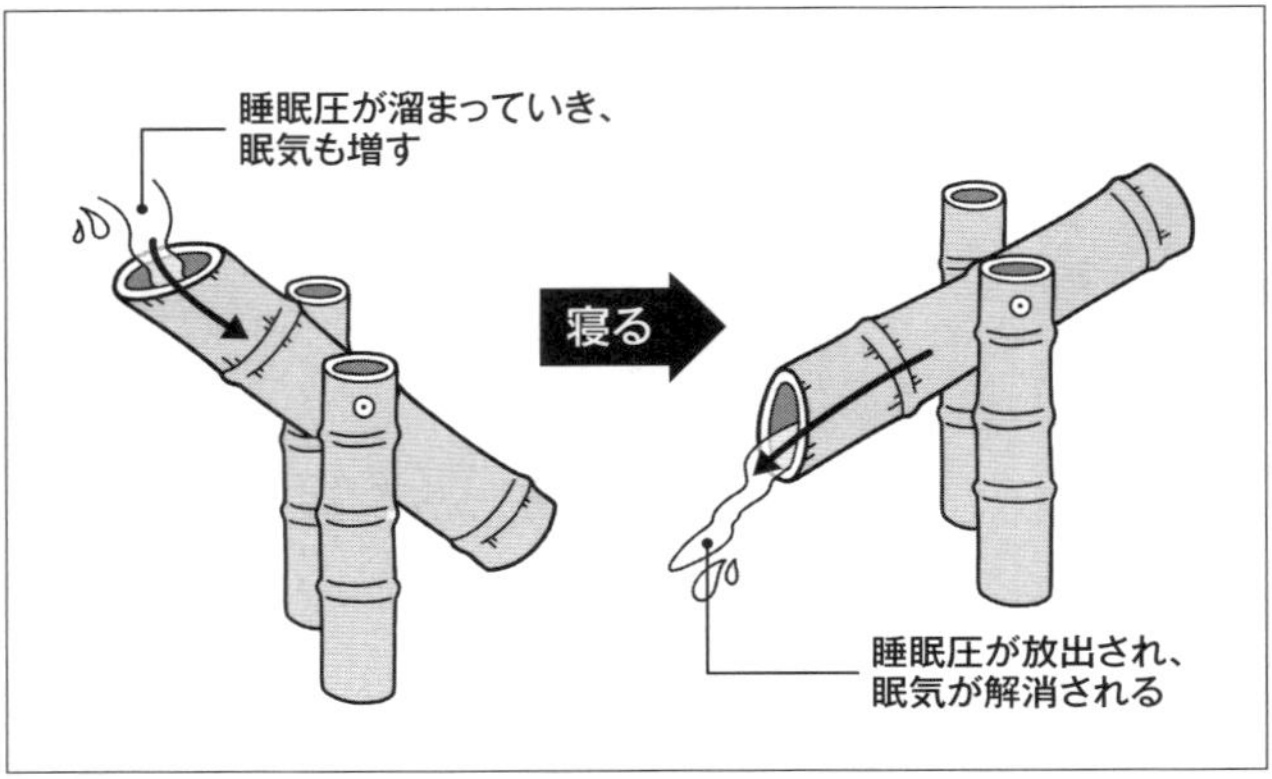

勢いで軽やかな音を鳴らし、もとに戻ってまた水を受ける設《しつら》えだ。

ししおどしに溜まっていく水がいわば睡眠圧だ。少しずつ溜まっていき、十分に溜まるとその重みで傾いて(睡眠)、水が放出されて解消され(覚醒)、また、水を溜めはじめる。

日中の長すぎる昼寝や夕方のうたた寝は、せっかくししおどしに溜まっていた水をこぼしてしまうようなもの。何かが蓄積して眠くなるという睡眠圧のイメージが重なると思う。

「睡眠圧」の正体

ヒトのような昼行性の動物の体内時計は、昼間覚醒をして活動し、夜は睡眠をとるとい

睡眠の仕組みは「ツー・プロセスモデル」

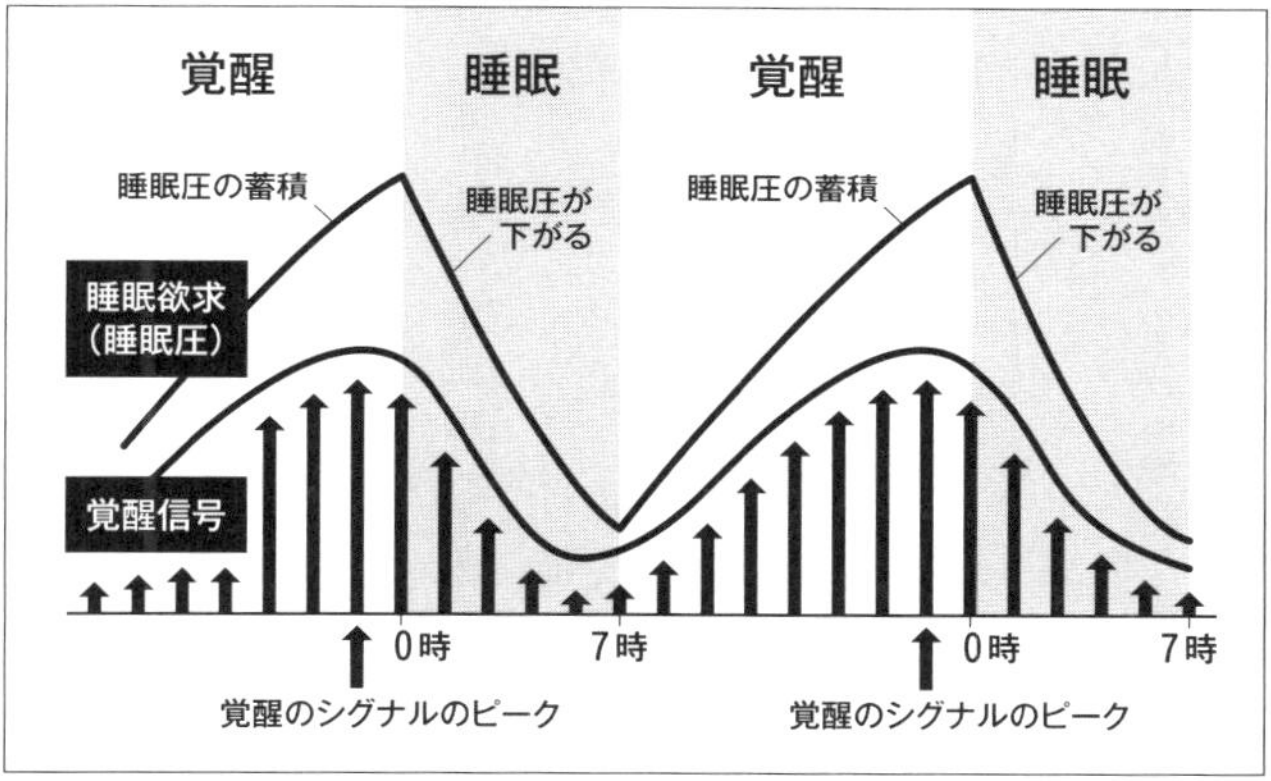

う設計になっている。体内時計によって、朝に向かって覚醒作用のあるホルモン、コルチゾールが分泌されて交感神経が活性化し、脳の温度の上昇などがもたらされる。同時に、寝ている間に睡眠圧が解消されることで、覚醒へと向かっていく。

そして日中、活動をしている間に睡眠圧は蓄積していく。日が落ち体内時計によってメラトニンが分泌され、覚醒の波が弱まっていく頃になると、睡眠圧は限界まで溜まって、〝ししおどし〟が傾き、眠気が引き起こされる。

こうした「睡眠圧」の蓄積と「体内時計」による覚醒シグナルのバランスによって睡眠と覚醒がおこる。この仮説を「ツー・プロセスモデル」という。

では、睡眠圧の正体――ししおどしに溜まる「水」にあたるものは何かというと、以前はなんらかの物質が脳内に蓄積していくことだと考えられてきた。これは、20世紀初頭、日本とフランスの研究者がほぼ同時期に行った研究で示唆された。

今から約100年前に当時の愛知医学校（現・名古屋大学医学部）の石森國臣博士とフランスのアンリ・ピエロン博士がそれぞれ独立して行った実験だ。長時間、断眠をしたイヌの脳脊髄液を、別のイヌの脳内に投与すると、睡眠不足ではないイヌも寝てしまうことを発見。脳内に睡眠を誘発する物質があること、そして、睡眠を誘発する物質は覚醒を続けている間に蓄積することを示したのだ。

以来、その睡眠を促す物質についての研究は進められ、約30種類もの物質が報告されている。そのなかで、もっとも有力なのが「アデノシン」だ。

高校で生物を選択した人は「アデノシン三リン酸」という言葉の響きに聞き覚えはないだろうか？　アデノシンに3つのリン酸がくっついた物質がアデノシン三リン酸（ATP）。ATPはあらゆる生物・植物・微生物の細胞に存在し、生命活動に必要なエネルギーを供給している化合物である。

ATPはアデノシンに3つのリン酸が一列に手をつないだような構造で、いちばんはしっこのリン酸が切り離されるとエネルギーが放出される。そのときの代謝物がアデノシンだ。

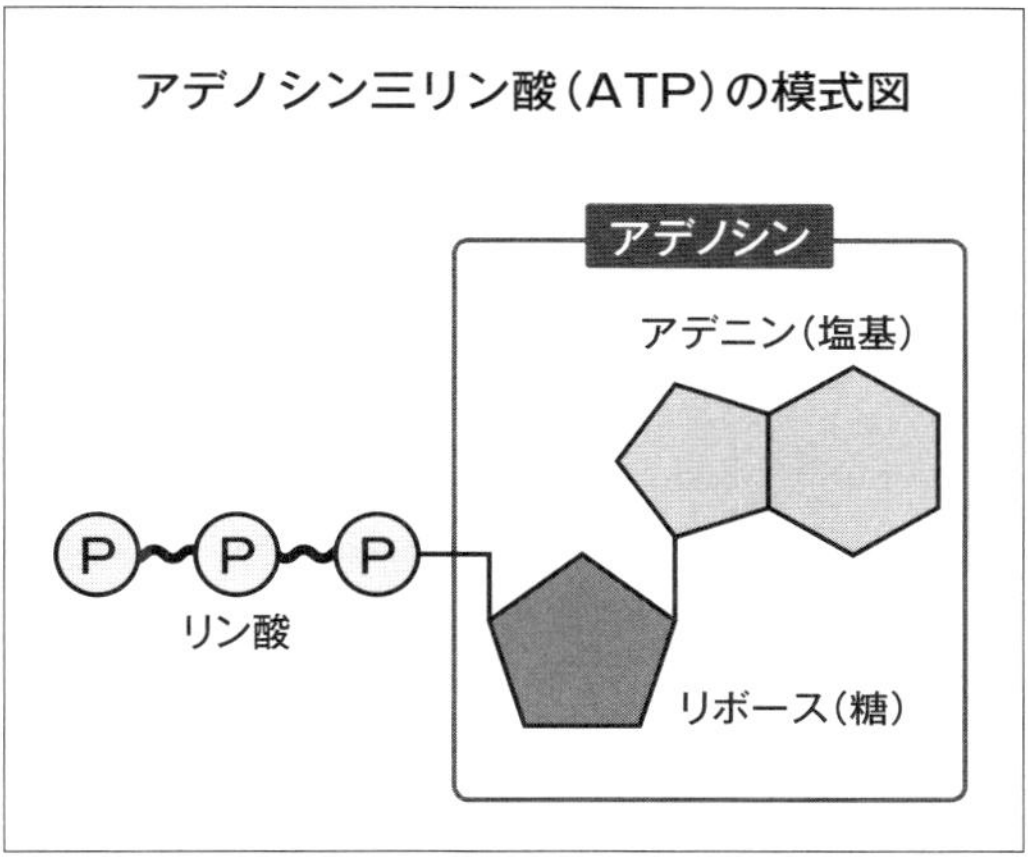

ATPはありとあらゆる活動のために消費される。ハードな運動をしているときや一生懸命、仕事をしているときはもちろん、ぼんやりスマホを眺めているときもATPは消費され、アデノシンは蓄積していく。

日中、覚醒している間ずっとATPが消費され、アデノシンは増え続け、脳内のアデノシン濃度が高まっていく。アデノシンは、焚《た》き火の火を絶やさないように薪《まき》をくべていると、だんだんとたまっていく炭や灰のようなもの。アデノシンはどれだけ長く覚醒していたかの反映でもある。

蓄積していったアデノシンは視索前野や側坐核にある睡眠を誘導するニューロン（睡眠ニューロン）に発現しているアデノシン受容体に働く。それをきっかけに睡眠ニューロンが活動をはじめ、覚醒システムの活動が弱まり眠気がもよおされる。そして、寝ている間、蓄積したアデノシンは減少していく。これは、先ほど説明したししおどしのイメージと合致するだろう。

カフェインで眠気が覚める理由

眠気覚ましに飲む、コーヒーやエナジードリンク。こうしたものを摂取すると一時的にせよ、眠気を抑えることができる。それは、ご存じのとおり、コーヒーやエナジードリンクに含まれるカフェインの影響だ。では、なぜカフェインが眠気覚ましに効果があるのかというと、そこにアデノシンが関係している。カフェインはアデノシンの拮抗薬として働くのだ。

カフェインはアデノシンと構造が似ているため、視索前野にある睡眠ニューロンのアデノシン受容体にカフェインが先回りして結合し、アデノシンをブロックしてしまう。睡眠

脳内で情報が伝わる仕組み

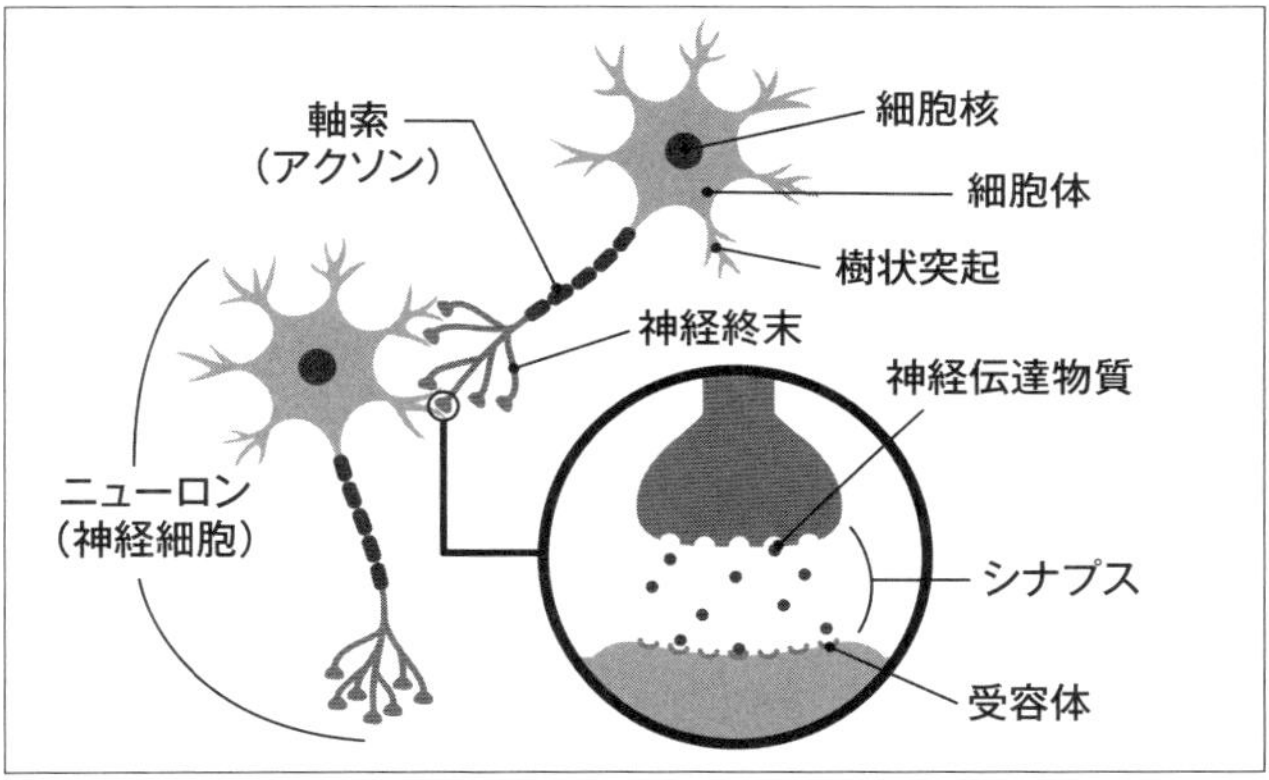

ニューロンが働き出すのを阻害し、覚醒を維持するのだ。

また、脳の「側坐核」にも別の睡眠システムがあることもわかっていて、カフェインは側坐核のアデノシン受容体にも結合し、眠りの誘導を妨げる。

側坐核は脳の真ん中に左右一つずつある２ミリほどの小さな部位で、モチベーションにかかわるため「やる気スイッチ」と表現されることもある。趣味などに没頭してしまい気づけば明け方だったとか、仕事をしていたら眠るのを忘れるほど夢中になってしまったなんて経験はあるかと思う。こうしたやる気と眠気の関係に側坐核が関係している。

また、側坐核は快感や意欲などに関与する

カフェインは眠りの邪魔をする

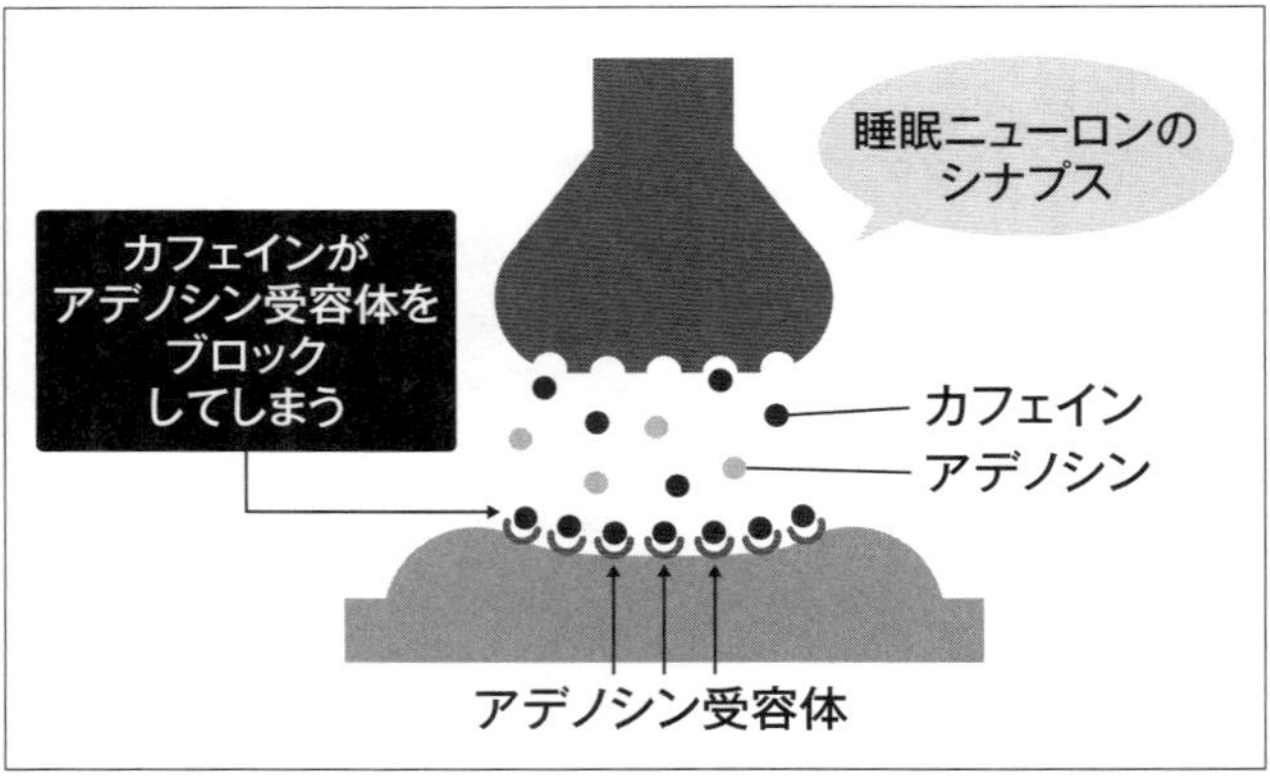

報酬系の神経伝達物質「ドーパミン」が強く作用する領域でもある。アデノシンはドーパミンと逆の作用をもつ物質といってもよい。アデノシンをブロックするカフェインにより、ドーパミンと同様に覚醒作用が発揮され、やる気がもたらされるという側面もある。

カフェインがアデノシン受容体に作用して睡眠を妨げているという現象からも、アデノシンが睡眠物質の有力候補であることは疑いようがない。

ただ、眠気の正体はアデノシンだけでは説明できない。というのも、遺伝子操作によってアデノシン受容体をなくしたマウスもほぼ正常に眠気をもよおし、寝てしまうからだ。

もし、アデノシンが唯一の眠気の正体だと

したら、アデノシン受容体がないマウスは睡眠への働きかけ自体が起こらず、眠ることはないはずだ。しかし、そうはならない。アデノシン以外にも、睡眠を引き起こす何かしらの機能があると考えられる。

それも不思議ではないだろう。睡眠は生命活動を維持するための、極めて重要な生理機構だ。たった一つのシステムで制御されているとしたらあまりにも頼りない。多少のトラブルや不具合があっても、別の系統を働かせて運用が止まらないよう睡眠の仕組みを構築しておくのは、危機管理として当然のこと。生物の体にも眠るためのさまざまなシステムが用意されているのだろう。

「眠気」のカギをにぎるのは「リン酸」？

ししおどしを傾ける「水」——眠気の正体はアデノシンのような脳内に蓄積する物質ではなく、前頭葉でのシナプス（脳内の神経細胞が情報をやりとりする部分）の結びつきの強さによって制御されているではないかという説も有力だ。覚醒時にシナプスの結びつきはどんどん強まり、睡眠時に低下するとされている。これは、睡眠圧の挙動と一致する。

タンパク質のリン酸化も「眠気」の正体？

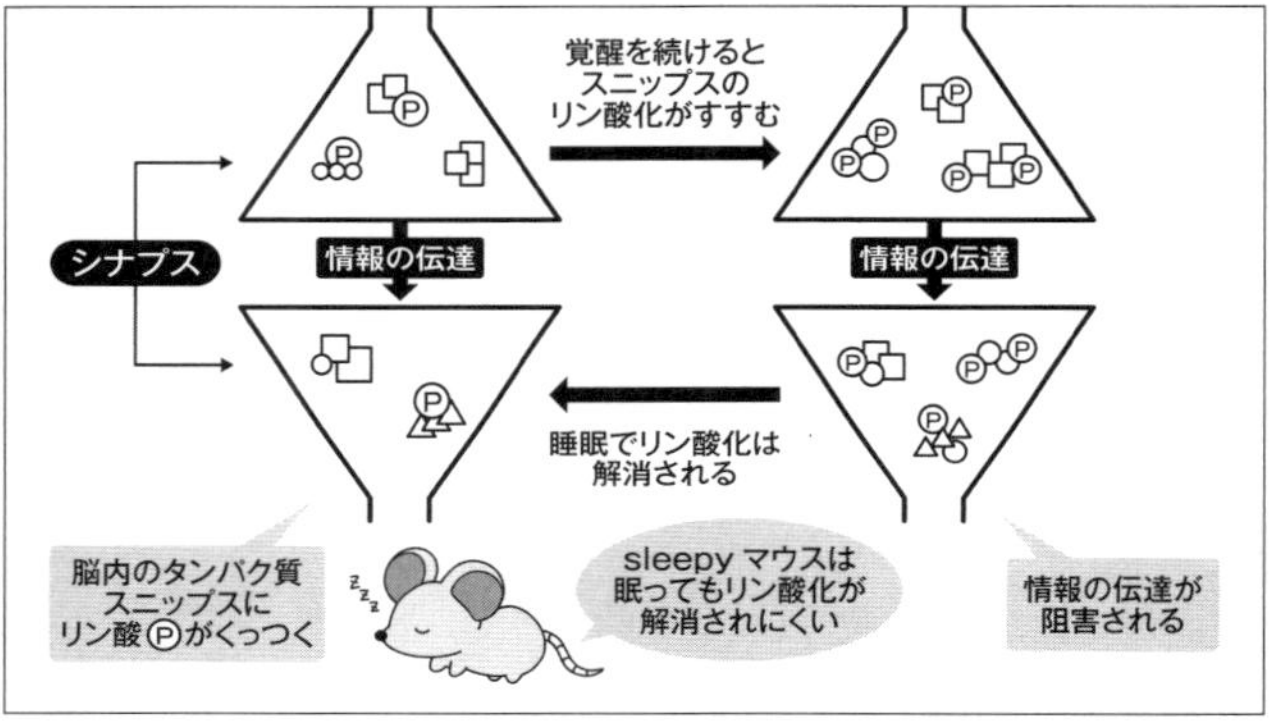

『快眠法の前に 今さら聞けない 睡眠の超基本』柳沢正史（朝日新聞出版）をもとに作成

また、2018年には、細胞内のリン酸タンパク質が増えることによって眠気がおこるという研究発表もなされている。これは筑波大学のリュウ・チンファ教授と柳沢正史教授らの研究チームの発見だ。

チームは6時間断眠させたマウスと、自由に睡眠覚醒させたマウスとで脳内変化を比較。さらに、遺伝子操作した「長く寝ていても眠いマウス（Sleepy 変異マウス）」と「野生型マウス」を、自由に睡眠覚醒させて、その脳内の変化も比較した。

すると、いずれのマウスでも、覚醒を続けると脳内で特定のタンパク質がリン酸化しているることを発見。両者に共通して存在したリン酸化タンパク質を解析して、眠気にかかわる80のリン酸化タンパク質を同定したのだ。

さらに、眠気の程度とタンパク質のリン酸化の変化を明らかにするため、マウスを1時間、3時間、6時間と段階的に断眠させる実験も行った。

結果、断眠時間に応じてリン酸化が進行すること、そして、睡眠をとるとリン酸化は解消されることを発見した。脳にある80種類のタンパク質は覚醒している間、「リン酸化」と呼ばれる化学変化が進む。つまり、リン酸化したタンパク質の量が睡眠欲求を反映していると考えられるのだ。

これら80種類のタンパク質は「SNIPPs（スニップス）」と名づけられた。80あるスニップスのうちの69種類はシナプスに集中していることも明らかになっている。

覚醒状態が続くとスニップスのリン酸化が進み、睡眠をとるとリン酸化が解消される。こちらもまた「ししおどし」の動きと合致する。眠気の正体がいよいよ解明されるかもしれない。

増加する「行動誘発性睡眠不足症候群」

みなさんは寝つくまでにどのくらいの時間がかかるだろうか？　「寝つきがよくて、おやすみ3秒だよ」「特技はすぐに眠れること」などと語る人がいるが、これらは睡眠不足を告白しているといってもよい。

すぐに寝てしまうということは、「睡眠圧」がとても高いということ。ししおどしに水があふれんばかりに溜まり、勢いよく傾いてしまうイメージだ。通常、睡眠に大きな問題のない人であれば、寝つくまでの時間は8～15分程度。これ以上時間がかかるときは、睡眠圧の増減や体内時計に乱れが生じている可能性がある。

また、逆に寝つきが極端にいい人は、寝不足が常態化していることが疑われる。とくに近年、「行動誘発性睡眠不足症候群」という睡眠障害が問題視されている。行動誘発性睡眠不足症候群は、日中にたくさんの行動タスクがあるためそれほど眠気を実感していないが、じつは慢性的な睡眠不足やストレスがかかっている状態で、最近、増加傾向にある。

症状としては、日中、覚醒度が十分に上がらず、強い眠気と闘いながら起きているようなことになる。そのため疲労感が強く、やる気や意欲がでない。注意力が欠如してミスが増えたりもする。また、平日の睡眠時間が短く、休日の睡眠時間が長いこと。そして、睡眠圧が強く溜まっているのでたとえ睡眠禁止帯であっても眠れてしまう。

これらの症状から「自分もそうかも……」と思った方も少なくないのではないか。十分な睡眠をとらない生活が〝日常〟になり、知らず知らずのうちに「行動誘発性睡眠不足症候群」になっている可能性がある。行動誘発性睡眠不足症候群は、眠気と共存して生活することに慣れてしまって自覚できず、治療や改善につながりにくいという指摘もある。

本書で紹介したＴｉｐｓはこの「行動誘発性睡眠不足症候群」の改善にもつながる。日々の生活習慣で眠りは悪くもなるしよくもなるのだ。

コラム③「睡眠不足」で失われるもの

眠らない人は太りやすい

睡眠不足になると、さまざまな病気の罹患《りかん》頻度が高まる。それは、睡眠不足によって脳の機能が落ち、脳から全身へのあらゆる指令がうまくいかず体にダメージが広がるからだ。

その具体的な影響については、数々のコホート研究によって明らかになっている。コホート研究とは疫学研究の手法の一つで、何万人もの人を対象に長期間追跡調査することで、疾病の要因や発症との相関関係を見ることができる。

よく指摘されるのは睡眠と肥満の関係だ。睡眠不足になると太りやすくなるという報告は、世界中でたくさんなされている。たとえば、コロンビア大学の研究チームによる約1万8000人を対象とした研究によると、平均睡眠時間6時間の人は、7時間の人に比べて肥満になる確率が23％高く、5時間の人は50％、4時間以下の人は73％だったという。

その理由についてはいくつか考えられる。単純に起きている時間が長くなれば摂食の機会が増えるし、睡眠不足で日中、ぼんやり過ごしていれば運動不足になることもある。

ただ、こうした単純な理由ではなく、内分泌の変化が影響していることもわかっている。食欲に関連するホルモンには胃から分泌される「グレリン」と脂肪組織から分泌される「レプチン」などがある。グレリンは視床下部に働いて食欲を増進させ、レプチンは食欲を抑制させる。

睡眠不足になると、食欲を増進させるグレリンが増え、抑制するレプチンが減る。すると、神経伝達物質である神経ペプチドY（NPY）やオレキシンが増える。オレキシンについては第4章で詳述するのでここでは詳しい説明を省くが、オレキシンやNPYは食欲を増進させる。結果、食欲が増して肥満へつながってしまうという説もある。

5時間睡眠の人と8時間睡眠の人とを比較したウィスコンシン大学の研究がある。それによると、5時間睡眠の人は8時間睡眠の人と比べてレプチンの分泌が15・5％少なく、グレリンの分泌が14・9％多かったという。しかし、これらの研究は睡眠時間と肥満度やホルモン濃度の相関を示しているだけであり、因果関係を示したものではないことに注意が必要だ。

睡眠不足がもたらす心身の不調

寝不足状態にあると、太りやすい脂質や糖質を食べたくなることもわかっている。肥満は脳卒中や高血圧、脂質異常症などの生活習慣病の罹患リスクを高める。動脈硬化が進むと、心不全や脳出血・脳梗塞、腎不全などの合併症を起こしかねない。また、睡眠不足は血糖値をコントロールするホルモン「インスリン」の働きを悪くするため、糖尿病の発症リスクを高めることもわかっている。

睡眠不足が体にもたらす影響としては、自律神経の問題も大きい。第2章でも解説したが自律神経は交感神経と副交感神経のバランスによって、体温や血圧、内臓の働きや代謝など、生命維持に必要な体の制御システムを「自律的」に動かしている。

自律神経が乱れるということは、恒常性が維持されないということだ。自律神経が乱れて、交感神経が優位になれば、血圧が上昇し心拍数が高い状態が維持され、心臓や血管への負担が増して、心血管疾患や糖尿病のリスクが高まる。

また、「寝不足のときは風邪をひきやすい」「睡眠不足だとインフルエンザワクチンの効果が低くなる」といった研究報告もある。睡眠不足によって自律神経が乱れ、免疫機能が低下してしまうからだ。

睡眠不足とメンタルヘルスの関係も密接だ。忙しかったり、気掛かりなことがあったりして眠れない日々が続くとやる気が失われ、認知機能が低下していく。うつ病などの気分障害を引き起こす原因になるし、一方でうつ病患者の多くに不眠の症状が見られ、不眠によりさらにうつ病を悪化させるともいわれている。心身の健康のためには十分な睡眠が必要なのだ。

ただ、睡眠不足が多少続いたとしても、その後、十分な睡眠をとることで心身の不調はリカバリーできる。私たちの体は、ある程度の睡眠不足であれば受け入れる柔軟性をもっていることも、覚えておいてもらいたいと思う。

睡眠不足とアルツハイマー病

認知症の中でももっとも多いアルツハイマー病。脳内で「アミロイドβ」というタンパク質が蓄積し神経細胞が壊され、記憶障害を中心に認知機能が低下する病気だ。このアルツハイマー病に対しても、睡眠時間が短いと発症リスクを高めることが知られている。また、マウスを使った研究では、断眠によってアルツハイマー型認知症の原因の一つであるアミロイドβが記憶をつかさどる海馬に蓄積することも報告されている。

また、認知症と睡眠に関しては最近、興味深い研究が発表された。非常にインパクトのある論文で、一部で話題にもなったのでご存じの方もいるかもしれない。「グリンパティックシステム」という脳の老廃物排出のメカニズムについてだ。

私たちの体に取り込まれたものは適切に利用され、残った老廃物は外に排出される。それを担っているのがリンパ系だ。しかし、脳にはリンパ系がほとんど存在しない。

脳の代謝は極めて高い。成人の場合、脳は体重の約2~2.5%と割合としてはその程度の組織なのに、全身酸素量の20%を使っている。

代謝が高いということは老廃物もさかんに出していると考えられるが、脳には老廃物の排出を担うリンパ系はほとんどない。そのため、これまで、脳は血液だけで老廃物の排出を行っていると考えられていた。そんな中、「グリンパティックシステム」という、まったく別のシステムの存在が指摘されたのだ。

アメリカ・ロチェスター大学の研究者が示したのは、グリア細胞による排出システムの

グリンパティックシステム

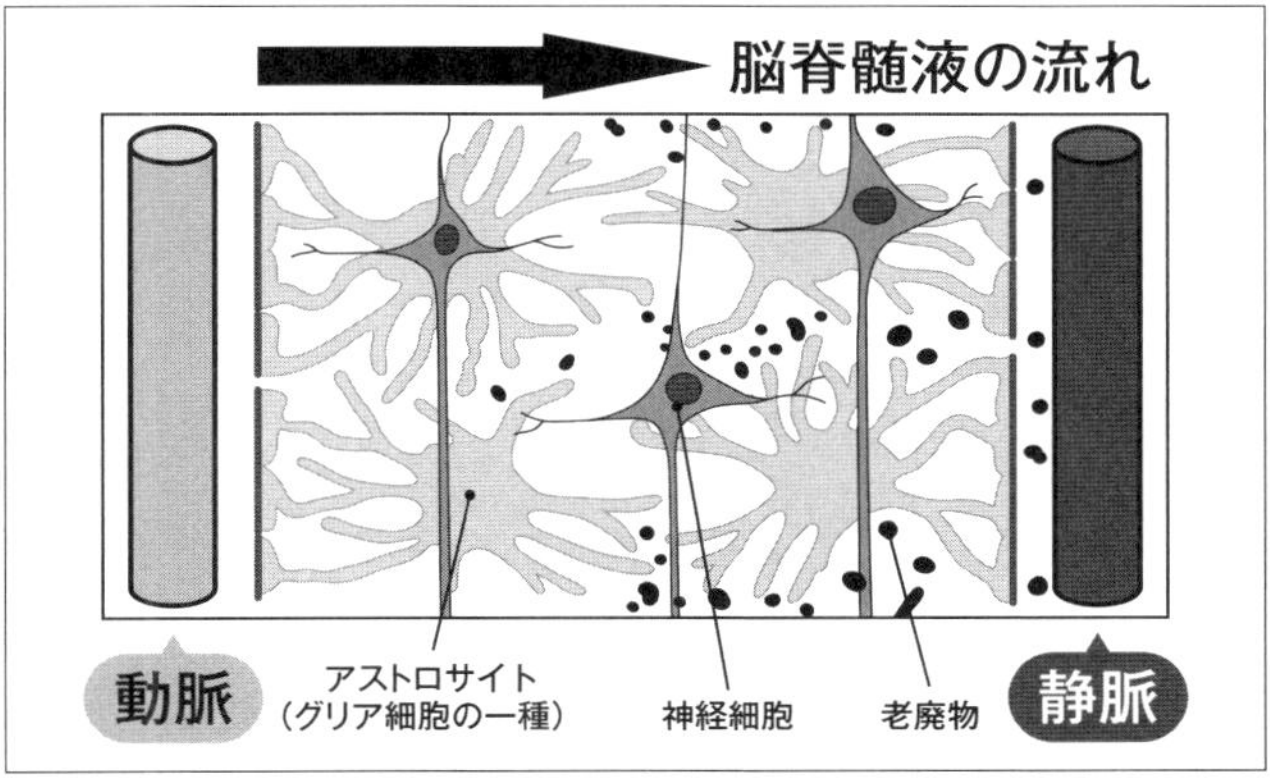

存在だった。グリア細胞とは脳と脊髄に存在する中枢神経系を構成する神経細胞（ニューロン）以外の細胞のこと。数でいうと脳には神経細胞の10～50倍のグリア細胞が存在し、神経細胞の固定や神経伝達物質の調節、栄養の提供などの役割を果たしている。

このグリア細胞が突起を伸ばして脳内の血管の周囲に管状の構造をつくり、いわば〝水路〟のようなものを構築。脳や脊髄の細胞間を満たしている脳脊髄液という体液が、この水路を通って脳内の老廃物を洗い流しているというのだ。

グリア細胞がつくる管状の構造がいわばリンパ管の役割を果たし、脳脊髄液がリンパ液のように働いているというわけだ。日中の覚醒時にできたゴミは睡眠時、グリンパティックシステムによって排出される。その〝老廃物処理〟はノンレム睡眠中に行われるという。

この論文は非常に大きなインパクトを与えたが、一部の研究者は懐疑的で、現状、仮説の域を出ていない。科学の世界では通常、画期的な発見は世界中の研究者によって再現が図られ、それをベースに研究域が広がり、データが蓄積されていく。しかし、このグリンパティックシステムについては、まだそこまでの状態になっていないのだ。

真偽のほどはいずれ明らかになるだろうが、私自身は現象論的に正しいとみている。「ノンレム睡眠中に不要なものが除去され、覚醒中に溜まったものがなくなっている」という現象は、傍証のレベルだけれど明らかになっている。

言い換えれば、ノンレム睡眠が足りないと老廃物の排出がうまくできず、アルツハイマー病を引き起こすアミロイドβが蓄積していくということだ。アミロイドβの出現は30～40代にはじまるといわれている。30～40代は生涯でもっとも睡眠時間が短い時期でもある。この時期にどれだけ眠れたかが、40年後の健康に大きな影響を与えるのかもしれない。

睡眠不足とパフォーマンス

やるべき仕事が多すぎて深夜まで仕事をし、さらに始業前から出勤しなくてはならないような日々が続く。すると、頭がクリアに働かず、集中力も持続しない。作業がなかなか進まず、不注意からミスが発生し、その後始末に時間や精神がさらに削られる。そして、結局、終電で帰宅し寝るのは深夜すぎ――。こうした悪循環にハマってしまっている人は決して珍しくないだろう。そして、そんな慢性的な睡眠不足が日中の活動に決してよくない影響を与えていることも実感するのではないだろうか?

睡眠不足になれば、脳の神経系の機能が担保されないため、集中力が失われ、注意力の欠如が起きる。1997年にオーストラリアの研究者は、最高のパフォーマンスで作業ができるのは起床後12~13時間が限界で、15時間以上経過すると、「酒気帯び運転」と同程度まで作業効率が低下するとしている。4時間ほどしか眠れない日々を1週間続けると、日中、酩酊《めいてい》状態で過ごしているのと同じだと考えていい。

また、2003年頃、米ペンシルベニア大学などの研究チームも睡眠時間と反応速度との影響を実験している。健康な男女48人を「徹夜」「4時間睡眠」「6時間睡眠」「8時間睡眠」のグループに分け、モニター上に特定の画像が出たらクリックするといった単純な作業を行った。結果は想像どおり、徹夜をしたグループは一晩で反応速度はガタ落ち。4時間睡眠と6時間睡眠のグループは日に日に反応速度が低下する、という結果だった。しかも、4時間睡眠のグループは10日ほどで一晩徹夜したのと同じ状態までパフォーマンスが低下した。

これは個々人のパフォーマンスが落ちるという話にとどまらない。睡眠不足が重大な事故を引き起こすといった事例は数多く報告されている。

2016年、アメリカのシンクタンク、ランド研究所は、「日本の睡眠不足による経済的損失はGDP（国内総生産）に占める割合の2・92％」と発表をした。額にして1380億ドルで、当時のレート（1ドル120円）で換算すると約15兆円としている。睡眠不足によって失われるものは、個人の健康だけではないのだ。

睡眠不足は人を「感じ悪く」させる

寝不足が続くと、些細《ささい》なことにイライラしやすくなる。コラム②で紹介した11日間の断眠実験をしたランディも、断眠早々、現れた症状が「怒りっぽくなる」というものだった。睡眠が不足すると怒りを感じやすくなり、判断力や理解力、コミュニケーション能力も低下する。というのも、睡眠不足によって脳の前頭葉の働きが低下するからだ。

私たちの脳は日々、時々刻々、外界から入ってくる膨大な量の情報を処理している。いつ・どこで・何が起こっているのかを整理して現実を構築し、運動や行動、言語や感覚をつかさどっているのが脳の前頭葉で、前頭葉の大部分を占めるのが前頭前野。睡眠不足はこの前頭前野の働きをにぶらせるのだ。

また、前頭前野は脳の奥深くの大脳辺縁系にあって情動にかかわる「扁桃体」の興奮を抑える役割も担っている。寝不足になって前頭前野の動きが落ちると、扁桃体のコントロールが利かなくなってしまう。扁桃体は「好き」「きらい」を過去の記憶から判断するなどしているが、とくに、ネガティブな感情により強く反応すると考えられている。そのため、寝不足が続くと、ちょっとしたことにキレたり、物事を悪いほうへ受け止めたりしがちになる。

睡眠と人の行動については、こんな研究報告もある。米カリフォルニア大学バークレー校の研究チームは、サマータイム制度の導入と慈善団体への寄付額の関連性を調査。サマータイムを導入している州では、日が長くなる春から秋にかけて、時間が1時間進められる。つまり、単純に1時間早く起きなくてはならなくなる。すると、サマータイム導入日から1週間は慈善団体への寄付額が10％減少したという。

この研究チームはほかにも、８時間睡眠をとったあとの脳活動と、一晩徹夜したあとの脳活動を比較し、睡眠不足の脳では社会性にかかわる領域の活動が低下することを明らかにした。また、１００人超を対象としたアンケートで、睡眠の質が悪いと人を助けようという気持ちが大幅に低下することも指摘している。

寝不足は人を利己的にさせる。日本は世界でも有数の睡眠不足大国である。私たちが生きるこの日本社会、うっすらと蔓延《まんえん》しているギスギス感はひょっとしたら睡眠不足が原因なのかも、しれない。

第4章　快眠のためのヒントその4〈感情〉

空腹や満腹でふとんに入らない

遅くまで残業をして帰ってきて、夕飯を食べて満腹状態ですぐに就寝という人がいれば、早い時間に夕食を済ませ、寝る頃には空腹という人もいるだろう。ともに、眠れない原因となる。

満腹での就寝は、睡眠以前に逆流性食道炎の原因となってしまうのでやめていただきたいのだが、それだけではない。「食餌同期リズム」の話は第1章でしたが、夜遅い時間に食事をする習慣によって、覚醒が促されて眠りにくくなるのだ。

一方、空腹の場合、血糖値が下がり、「オレキシン」という覚醒を維持する物質が分泌され、これまた眠りに入りにくくなる。ごくごく当たり前のアドバイスになってしまうが、腹7~8分目でふとんに入るのがいちばんだ。

眠れないときはいったん、寝室から出よう

眠れないとき、ベッドの中で「なんとか寝なきゃ！」と頑張ってはいけない。そうした「眠れない体験」は「眠れない学習」となり不眠につながってしまう。とくに、ふだん、寝ている寝室で眠れない体験をすると、「今日も眠れないかもしれない」という不安が深層心理の中に生じ、「寝室＝眠れない苦しい場所」という刷り込みが生まれる。こうした学習は、じつは意識していなくても起こってしまう。寝室という場所が「眠れない場所」として知らず知らずのうちに脳の中に刻み込まれてしまうのだ。

日々、健やかに眠りにつくためには、自然と眠りにつく成功体験を重ねて、寝室やベッドを「眠れる場所」にしていくことが大事だ。通常であれば8～15分くらいで眠りに落ちる。15分以上たっても眠れなかったら、いったん、寝室を離れて、別の場所でリラックスして過ごし、自然と眠気が訪れるまで待つのも一つの手だ。

寝室（ベッド）は寝るためだけの空間

眠れないからといって、寝室で本を読んだりゲームをしたり、スマホをいじったりしていないだろうか？　寝室で何かをすると、その部屋を「作業する部屋」として脳が認識してしまい、「寝るための場所」ではなくなってしまう。不眠を訴える人ほど、寝室を何かしら「作業する部屋」にしている傾向がある。

寝室で何をしようと眠れる人は気にする必要はない。しかし、睡眠に悩みを抱えている人は、寝ること以外に寝室を使わないことを心がけてみよう。ワンルームの人であれば、ベッドやふとんなど「寝床」を「寝るためのスペース」にする。すると、「この部屋（スペース）では寝る」と条件づけられる。

同様の理由でパジャマと部屋着とは別にしよう。「寝るための服」に着替えることで、無意識下で活動モードから睡眠モードへと切り替えることができる。

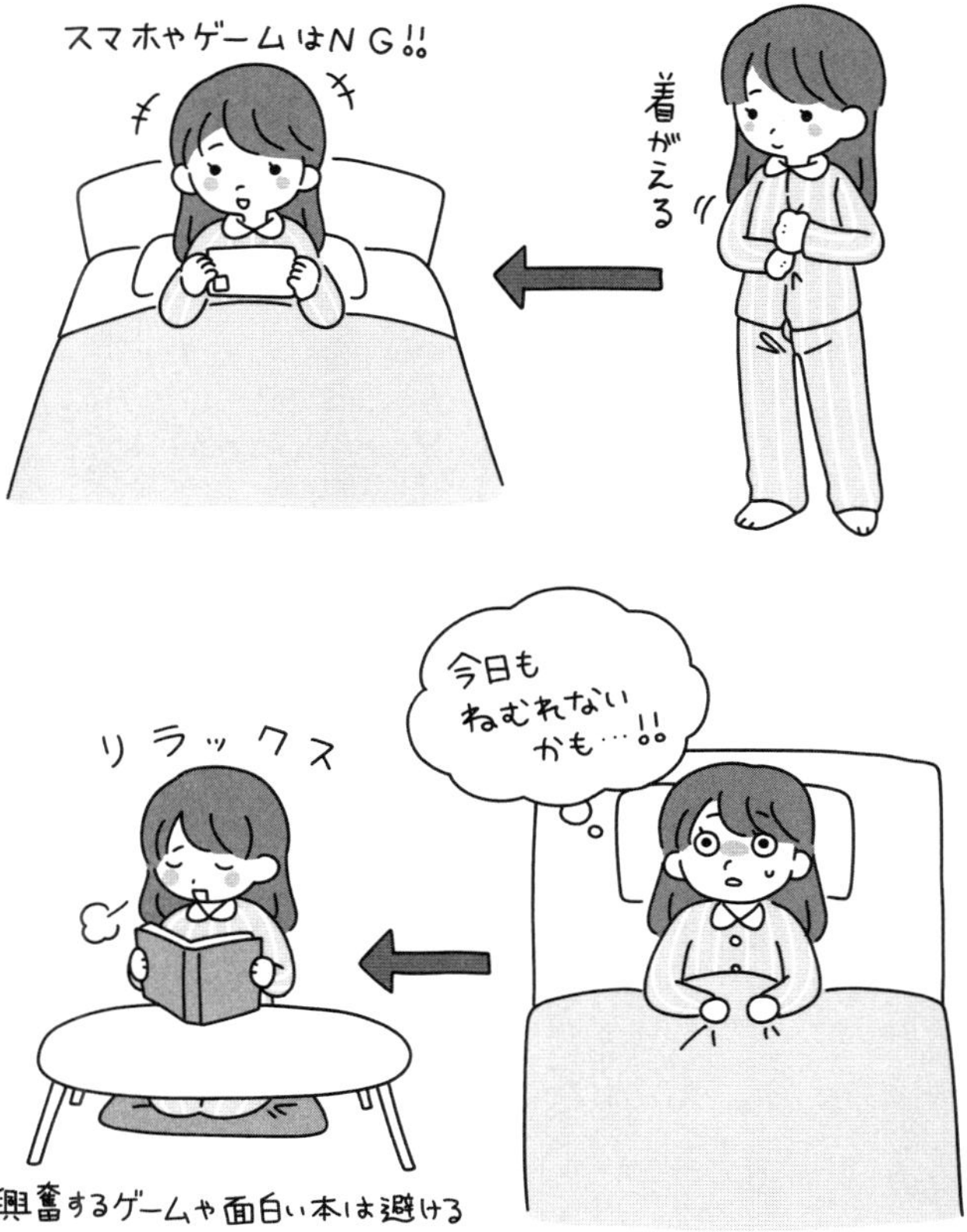
着がえる
スマホやゲームはＮＧ!!
今日も
ねむれない
かも…!!
リラックス
興奮するゲームや面白い本は避ける

自分にとって「眠れる」香りを見つける

視覚、聴覚、触覚などの情報は視床を介して、大脳皮質に伝わり処理されるが、五感の中で嗅覚《きゅうかく》だけは感覚系のニューロンから直接、大脳辺縁系や大脳皮質に伝わる。大脳辺縁系は感情と深くかかわる部分。そのため、においの情報は素早く、感情に訴える。香りと睡眠の相性はよく、心地よい香り＝感情を落ち着かせてくれる香りが入眠の助けになるといわれている。

ただ、におい自体が眠りを促すわけではない。香りのリラックス効果によって、結果として眠りへ誘うという仕組みだ。実際、ラベンダーやヒノキ、ベルガモット、スイートオレンジなどは睡眠に効果があるという研究報告がある。ただ、香りには好みがある。自分にとっての相性のいいリラックスできる香りを探し、試してみるのもいいだろう。香りがなくても眠れるならそれにこしたことはない。

睡眠に対する「こだわり」を捨てる

睡眠への関心の高まりもあってか、ウェアラブルデバイスやスマホのアプリなどで睡眠をモニタリングする人が増えているという。評価すること、評価されることが当たり前の社会だ。自分の睡眠がいいのか悪いのかを知りたくなる気持ちも理解できる。

しかし、睡眠を正確に評価するには本来、脳波を測定して評価する必要がある。スマホアプリはあくまでも参考程度だと把握しておこう。

また、「評価しよう」と思うこと自体が睡眠に対してネガティブに働く。スマホアプリのデータを日々チェックして一喜一憂することは、不眠恐怖、不眠不安を引き起こしかねない。

睡眠が十分か気になるのであれば、日中の活動に着目しよう。退屈な会議の間も居眠りすることなく、帰宅する電車に揺られながらも起きていられたのなら、あなたは十分、ちゃんとした睡眠がとれている。何も気にすることはない。

〈理解編〉　不安や心配が眠りを邪魔する

よく寝ているのに不眠に悩む人

アラームが鳴る前に自然と目覚め、二度寝の欲求もなく、スッキリと起きることができた朝は体が軽く、前向きな気持ちで1日をはじめることができる。みなさんは、そんな朝がどのくらいあるだろうか。

「ぐっすりよく眠った」という〝睡眠休養感〟は、入眠がスムーズで途中覚醒がなく、深い睡眠が長く、そしてレム睡眠も安定してとれ、その人にとって十分な睡眠時間が確保されたときに感じられる。こういうときの睡眠経過図はお手本のような睡眠サイクルを示す。

ただ一方で、「ぐっすりよく眠った」というのは主観にすぎないことは理解しておいたほうがよい。「寝つきが悪くて」と悩んでいる人が、実際は20～30分で入眠していることはよくある。「まったく眠れないんです」と切実に訴える人をポリソムノグラフィーで調べてみると、睡眠サイクルに大きな問題がないということも珍しくない。主観的な睡眠評

理想的な睡眠経過図

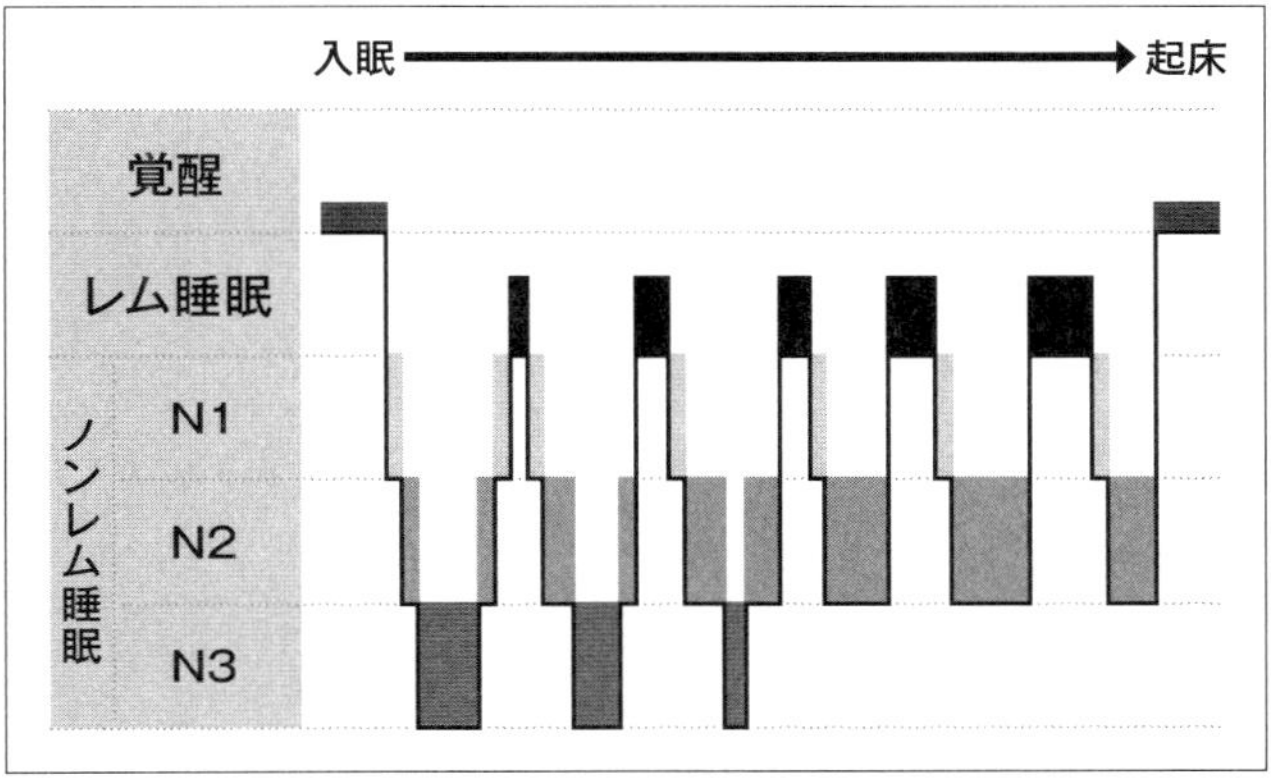

価と客観的に測定した睡眠の間には想像以上に大きな差がある。

また、実際の睡眠状態はメリハリがなく浅い睡眠が続いていて、決していい眠りとは言い難い睡眠でも、本人は「よく寝た！」と感じていることもある。

こうした、実際の眠りと本人の主観的な眠りとの乖離《かいり》が生じることを「睡眠誤認」という。不眠症を訴える人の中で、実際は睡眠誤認という人は意外と多い。自覚的な不眠状態が強い人ほど、睡眠時間を過剰に短く申告する傾向があり、むしろ、睡眠にこだわりのない人のほうが、正確に睡眠時間を把握できていたりする。

「よい睡眠」にこだわり、「昨晩の睡眠はよくなかった」「何がいけなかったのか」といたずらに気にしたり、自身の眠りを過小評価したりして、実際の睡眠の質を悪化させてしまっているケースは少なくない。

不眠につながる「眠れない学習」

人の情動（感情）は「顕著性」と「感情価」の2つで表すことができる。顕著性というのは、はっきりした、強い感情かどうか。感情価というのはポジティブな感情かネガティブな感情かを示す。顕著性の高い情動は、感情価がどんなものであれ＝ポジティブだろうとネガティブだろうと覚醒レベルは高まる。

「明日の会議でのプレゼン、失敗しないだろうか」そんな心配ごとを抱え、なかなか寝つけず、明け方まで悶々《もんもん》としてしまった。あるいは、ずっと楽しみにしていたイベントがいよいよ目前となり、興奮しすぎて眠れないといったことは誰しも経験したことがあるだろう。心配ごとと楽しみなこと、感情価は真逆だけれど、ともに顕著性が高い情動によって眠れなくなるという、よくある事例だ。

同じように、「眠れないかもしれない」「ちゃんと眠らなきゃいけない」と意識をすればするほど、不眠に対する不安や恐怖が顕著性の高い情動となり覚醒を促す。

また、寝つけないときに無理に寝ようとして、「眠れない体験」をすると、眠れない体験が「眠れない学習」となってしまう。

とくに、ふだん寝ている部屋で眠れない体験をすると、「寝室＝眠れない苦しい場所」と刷り込まれ、以降、「今日も眠れないかもしれない」という不安が深層心理の中に生じる。すると、脳は「寝室＝眠れない場所」という学習をしてしまう。寝室やベッドを眠れない部屋／場所にしてはいけない。眠れないとき、寝室やベッドからいったん離れたほうがいいのはそのためだ。どうせ眠れないのであれば、別の部屋に移って、眠くなってからスムーズに入眠できる状態で寝たほうがよい。

睡眠へのこだわりが不眠を生む

本来、睡眠は脳が自律的にコントロールしてくれる機能である。「どうやったら、いい睡眠がとれるのか？」と考えることは、「どうやって腸を動かしたらいい消化ができるのか？」「どうやって心臓を動かすといい循環にすることができるか」と悩むのに似ている。

端的に言えば、「気にしすぎ」なのである。

野生の動物は睡眠に対して悩んだりしない。ヒトの赤ちゃんもそうだ。大人だってよく眠れている人は枕の硬さや大きさ、寝具の素材などにこだわらない。「良質な睡眠」を意識することなく、眠ることができるし、朝、覚醒できる。よく眠ろうと思えば思うほど、理想の眠りは遠くなる。「質のいい睡眠をとりたい」と強く意識する人ほど、眠れなくなるという皮肉があるのだ。

厚生労働省の調査（令和3年『健康実態調査』）によると、入眠や中途覚醒、日中の眠気を含め、「睡眠に問題がない」と回答した人は全体のわずか8％。他方で、5～6人に一人が睡眠の質に不満を抱えていると回答している。

実際に問題があるから睡眠に不満をもつ人が多いわけだが、ただ、睡眠への過剰なまでのこだわりも問題を引き起こしているのではないかと思う。昨今の「睡眠ブーム」が睡眠不安や睡眠恐怖を煽《あお》っている側面も否定できない。

不安や恐怖を自らコントロールできる人はいないし、「意識するな」と言われて、意識しないようにすればするほど意識がいってしまうものだ。難しいことではあるけれど、睡眠に悩みをもっている人は、「眠れない」「いい睡眠がとれていない」ということに対して、過剰に関心を向けすぎないことがいちばんだ。

視索前野の「睡眠システム」と脳幹の「覚醒システム」

睡眠に対するものだけでなく、不安や恐怖は覚醒を促し、睡眠を妨げる。睡眠と覚醒にとって「感情（情動）」はとても大切な要素だ。ただ、その関係を考えるにはまず、覚醒のメカニズムについて知る必要がある。

第２章で「視索前野」にある睡眠システムの話をしたのを覚えているだろうか。簡単におさらいをすると、視床下部の視索前野にある睡眠中枢に「睡眠ニューロン」があり、そこでつくられる神経伝達物質ＧＡＢＡが脳幹にある覚醒システムを抑えることで睡眠が起こる。

一方、覚醒システムのある脳幹は、視床下部のすぐ後ろにあって、呼吸や血液循環などを統制している。脳幹の機能が止まると自律的に生命を維持することができなくなる（脳死状態はこの脳幹で判断される）。

覚醒システムは脳幹にある

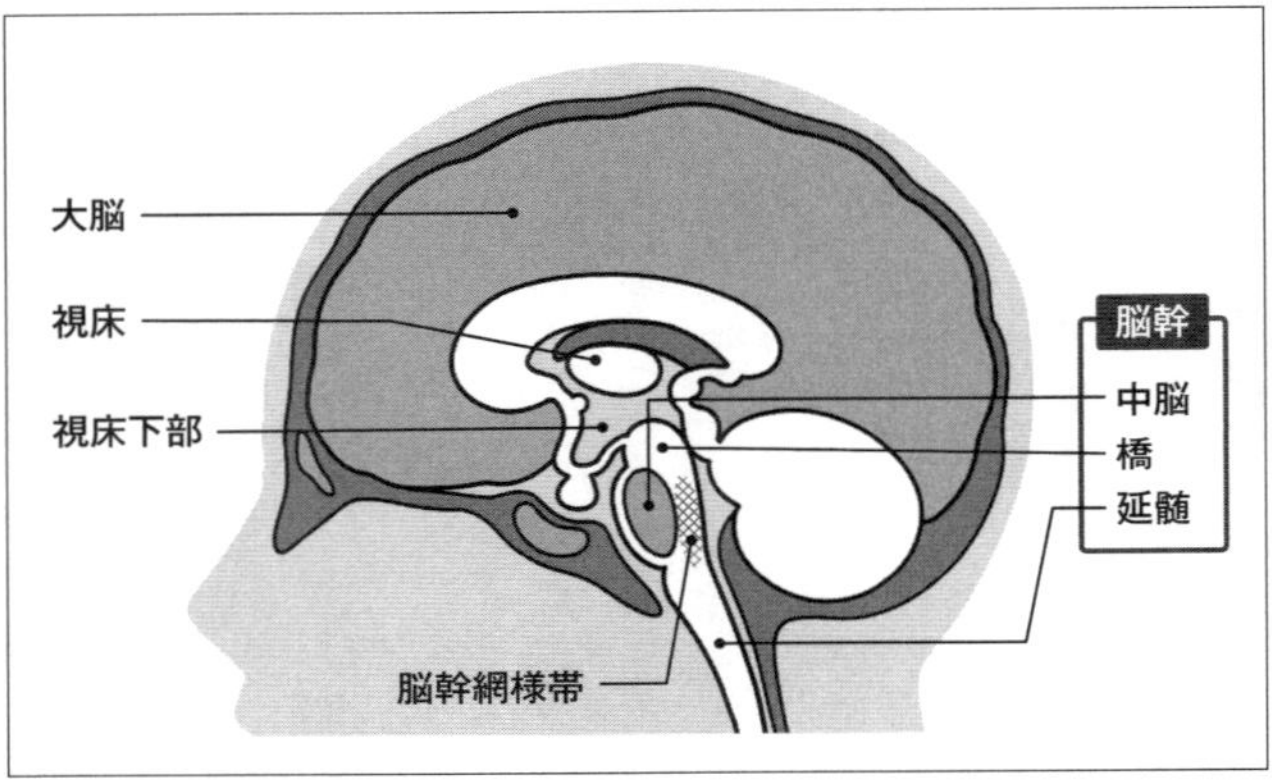

脳幹には神経線維が網の目のように張り巡らされ、神経細胞がたくさん存在する部位がある。それが、「脳幹網様体」だ。この脳幹網様体が大脳皮質に命令を出して、覚醒をつくる。そのとき通常、脳内の情報伝達にかかわる興奮性のグルタミン酸と抑制性のGABAに加えて情報伝達に伝われるのが「モノアミン系」と「コリン系」の神経伝達物質だ。

覚醒システムに働くモノアミン系の神経伝達物質には、ノルアドレナリン、セロトニン、ヒスタミン、ドーパミンなどがある。これらモノアミンの神経伝達物質はグルタミン酸やGABAなどのアミノ酸系よりも作用する時間が遅く、持続的に働くという特徴がある。詳細な作用機序についての説明は省くが、モ

覚醒にかかわる神経伝達物質

アミノ酸系	GABA	睡眠　鎮静　精神安定
	グリシン	抑制　運動　感覚
	グルタミン酸	興奮　記憶　学習　高次脳機能
モノアミン系	アドレナリン	興奮
	ノルアドレナリン	興奮　記憶　集中覚醒　不安　恐怖
	セロトニン	抑制　精神安定
	ヒスタミン	睡眠　覚醒　神経伝達物質の抑制
	ドーパミン	興奮　報酬　快楽　喜ぶ
コリン系	アセチルコリン	興奮　記憶　学習　注意

ノアミンをつくるニューロンは脳幹の小さな領域から、大脳皮質の広範囲まで根を張るように細かく枝分かれしていて、脳の広範囲のニューロンに広く情報を伝えることができる。

一方、コリン系の神経伝達物質はアセチルコリンだ。脳幹の橋の部分にアセチルコリンをつくり出す神経細胞が集まっていて視床へと信号を送り、視床を通じて脳全体へと影響を与える。このモノアミンとアセチルコリンの２つのシステムが作動することで、大脳が活発に働き覚醒がつくりだされる。

モノアミンと覚醒剤

ちなみにといっても、多くの人の人生にお

モノアミンと覚醒剤（イメージ）

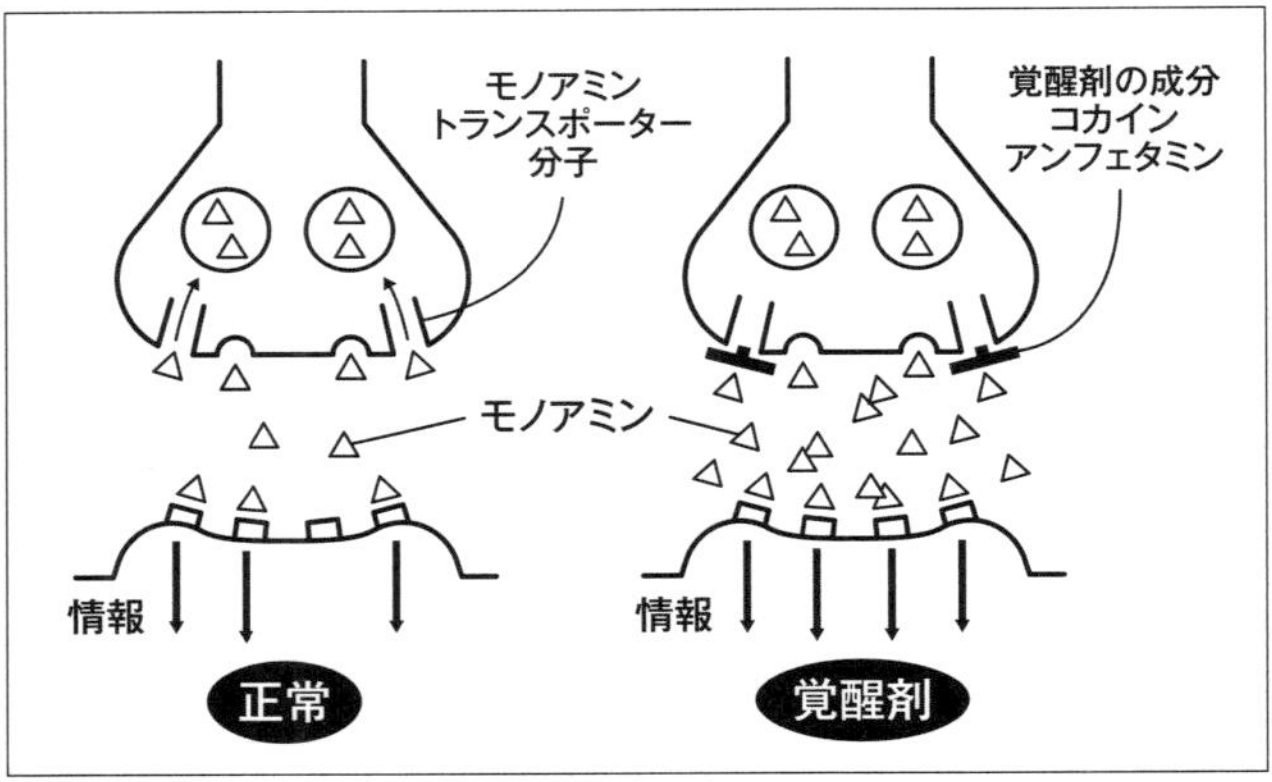

いてかかわることがない話だろうが、多くの覚醒剤がモノアミン系に作用する。

通常、一度、放出されたモノアミン系の神経伝達物質は「モノアミントランスポーター分子」といういわば「仕分け屋さん」によって、再び、シナプスに再取り込みされ、再利用される。その結果、神経細胞と神経細胞の間（シナプス間隔）からは除去され、濃度が低下することで神経伝達は終わる。

しかし、コカインやアンフェタミンといった覚醒剤はこのモノアミントランスポーター分子を阻害する。モノアミンがシナプスとシナプスの間に溜まって作用し続けるため、覚醒が強く高いまま長く続く。しかも、モノアミン系のドーパミンは「報酬」に関係する神経伝達物質で、こころよさを感じた（ドーパミンを放出させた）行為を強迫的に繰り返そうとする。これが、薬の依存や覚醒剤中毒の原因となる。

覚醒を安定維持させる「オレキシン」

GABAによる「睡眠システム」とモノアミン／コリンによる「覚醒システム」。この両者は互いに抑制し合う関係にある。視床下部にある視索前野でGABAをつくるニューロンが興奮し、覚醒システムを抑制することで「睡眠」状態に入り、脳幹でモノアミン／コリンをつくるニューロンが興奮し、睡眠を抑制することで「覚醒」状態に入る。

しかし、正常な睡眠／覚醒のためにはもう一つ、欠かせない物質がある。それが神経ペプチド「オレキシン」だ。ペプチドとはアミノ酸が2個から数十個つながった分子のことで、そのうち、細胞間の情報伝達に働くペプチドを「生理活性ペプチド」という。そして、GABAやモノアミン、ノルアドレナリンやドーパミンなどのように神経伝達物資として働く生理活性ペプチドが「神経ペプチド」だ。

その神経ペプチドであるオレキシンが、睡眠／覚醒のシステムに重要な働きをし、さらに「情動」にも深くかかわっている。

オレキシンは視床下部外側野の神経細胞でのみつくられるのだが、このニューロンは情報を送り出す軸索を脳内の各所に伸ばしている。そのネットワークは広く、小脳以外の脳全域に行き渡り、とくに、オレキシンによって活性される受容体はノルアドレナリンやセロトニン、ヒスタミンなど、覚醒に作用するモノアミンをつくる神経細胞が存在する部分に強く発現する。

実験でオレキシンを作用させると、モノアミンをつくる神経細胞の発火（電気信号の出力）頻度が増加していることが確認される。これは、オレキシンがモノアミンによる覚醒システムを後押ししていることを示す。また、オレキシンをつくる神経細胞は覚醒時に活動し、睡眠時には低下することもわかっている。

ただし、覚醒に入るスイッチそのものがオレキシンではなく、オレキシンはそれをサポートするという位置づけだ。

シーソーのような「睡眠」と「覚醒」

覚醒の維持に力を貸すオレキシン

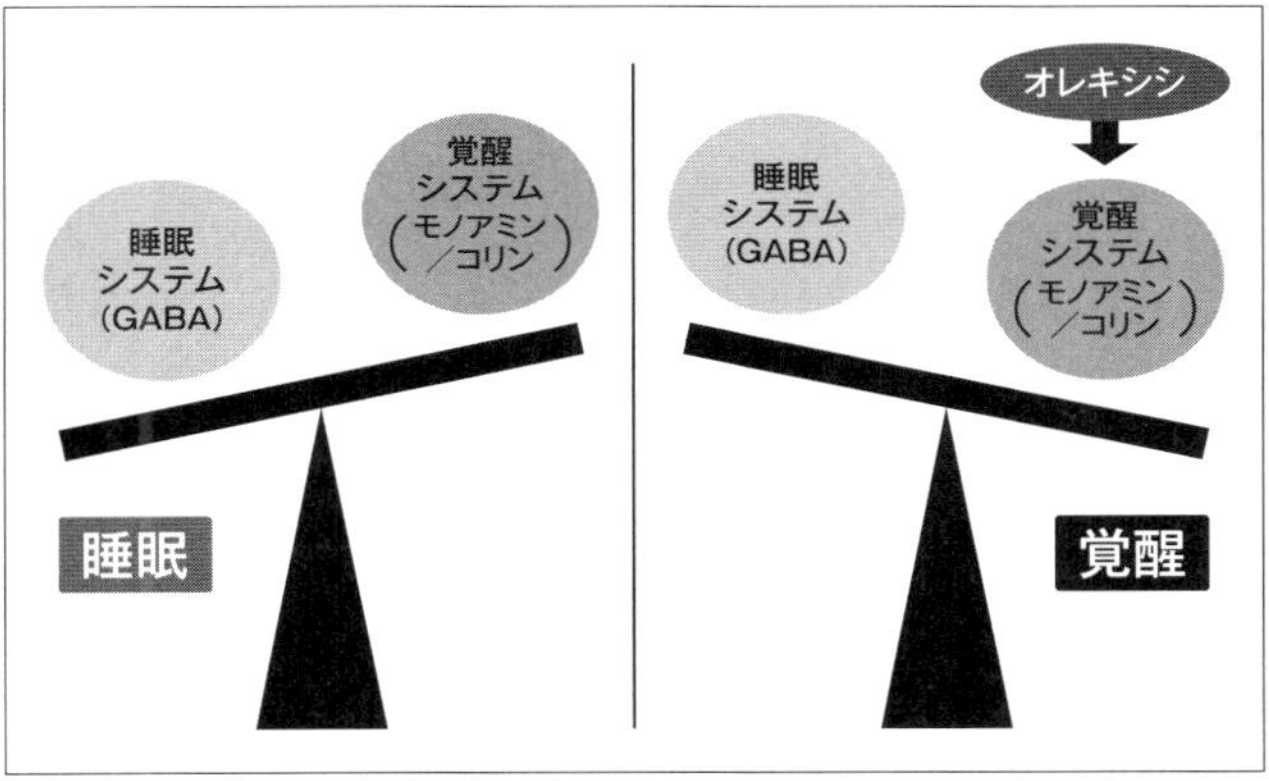

ＧＡＢＡによる「睡眠システム」とモノアミン／コリンによる「覚醒システム」。この両者は互いに抑制し合う関係にある。視床下部でＧＡＢＡがつくられ、覚醒システムを抑制することで「睡眠」状態に入り、脳幹でモノアミン／コリンがつくられ、睡眠を抑制することで「覚醒」状態に入る。

両者は独立した状態で存在し、お互いに抑制しあっている。そして、どちらかがあるレベル以上になって優勢になると、その「切り替えスイッチ」はすぐにバチッと切り替わる。

たとえるなら、シーソーのようなものだ。シーソーの片側に睡眠システム、もう片側に覚醒システムが乗っている。睡眠システムの活動が高まって、覚醒側より上回れば睡眠がもたらされる。覚醒システムの活動が高まり、睡眠より上回れば覚醒する。両者の力関係によって睡眠／覚醒の状態が決まる。

ただ、これだけでは覚醒と睡眠のシーソーはあまりにも不安定だ。もしも日中、起きているときに突然、スイッチが睡眠側に切り替わってしまったら大変だ（実際にそういう病気もある）。

そんなことが起こらないよう、覚醒を維持する必要があるとき、オレキシンはモノアミン／コリンの覚醒システムに力を貸す。覚醒中枢の働きが弱まっても、不都合なタイミングで睡眠にスイッチが入らないようシーソーを安定させているのだ。

シーソー遊びをする子どもたちのバランスが不釣り合いのとき、大人が軽いほうの子の後ろ側から力を添えることがあるだろう。大人が強く抑えつづければ、シーソーを傾かせたままにすることができる。そんな役割をしているのが、オレキシンというわけだ。

一方で、睡眠中枢（視索前野）の活性が高まる睡眠時、モノアミン／コリンの覚醒システムはもちろん、それをバックアップしていたオレキシンの働きも抑えられ、シーソーはゆるやかに睡眠に傾き、睡眠が安定する。

「寝ている場合じゃない」ときに眠くならない理由

オレキシンは覚醒すべきときに分泌が高まり、モノアミン／コリンの覚醒システムをサポートする。つまり、覚醒が必要とされるとオレキシンをつくる神経細胞が活性化し、オレキシンがつくられる。

オレキシンをつくる神経細胞を興奮させる要素の一つが、「情動」だ。気持ちが昂《たかぶ》ったり、モチベーションが高まったりすると覚醒にかかわる脳幹の機能が活発化し、オレキシンがたくさんつくられて、覚醒を支える働きをもつ。

日本代表がワールドカップ決勝リーグ進出をかけた運命の一戦。サッカーファンであれば、深夜の試合だとしても興奮しながらキックオフの時を待つことだろう。

また、初めて任されたプレゼンの本番当日を迎えた前夜、期待と不安でなかなか寝つけないものだ。また、徹夜明けでようやく床についた夜、どれだけぐっすり眠っていたとしても、消防自動車のサイレンで目が覚めるし、そのまま覚醒を維持することができる。これらは、オレキシンの働きによる。

大脳辺縁系

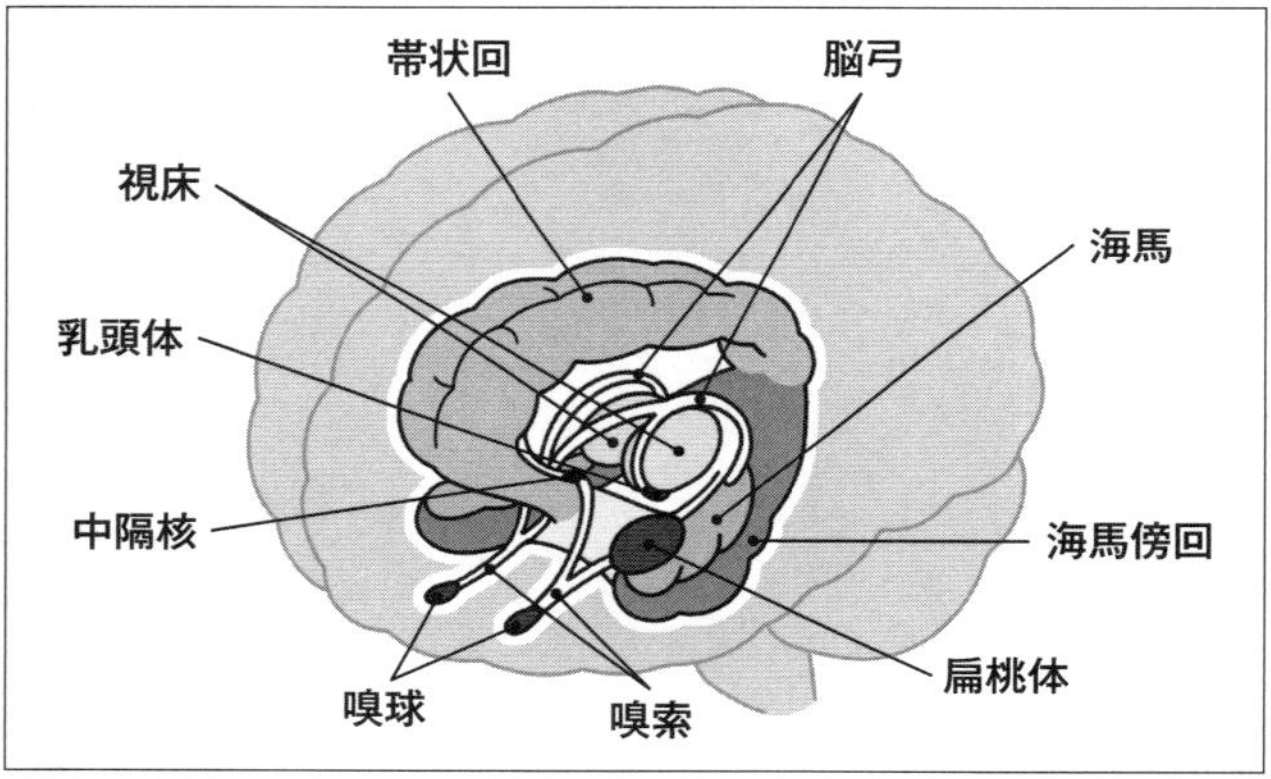

オレキシンをつくる神経細胞は大脳辺縁系から多くの入力を得ている。大脳辺縁系には記憶にかかわる「海馬」や、そして情動にかかわる「扁桃体」が含まれる。

感覚系からの入力を受けて、扁桃体は反応する。入力された出来事が好ましいことなのか、それとも、危機的状況をもたらすものなのか、どちらにせよ、扁桃体が「覚醒を維持すべし」と判断すると、オレキシンをつくる神経細胞が刺激される。

同時に、扁桃体は交感神経系にもアプローチをし、全身が活動モードに入る。緊張したり興奮したりすると心拍数が上がったり、汗をかいたり、顔が赤くなったりするのはそのためだ。

うれしいことや楽しいことがあればワクワクドキドキして、寝るのがもったいないし、興奮して眠れなくなる。他方で、恐怖や危険を感じたときはソワソワと気が気でなくて寝ていられなくなる。そんなとき、眠れなくさせている（＝覚醒を維持している）のがオレキシンというわけだ。

また、情動のきっかけが明確ではない、自分では意識していない不安や心配によってオレキシンが働くことがある。ストレスが慢性化すると、情動は動いているのに海馬がうまく働かず記憶があいまいになる。すると、今、自分が抱えている不安や心配の原因がわからなくなってしまう。これが「不安性障害」で、多くの場合不眠をともなう。

オレキシンの語源は「食欲」

「オレキシン」という名前は、ギリシア語の「オレキシス（orexis）」に由来する。オレキシスの意味は「食欲」。オレキシンは当初、食欲の制御に関係するものだと考えられたからだ。

オレキシンは１９９８年、私がテキサス大学サウスウエスタン医学センター（ハワードヒューズ医学研究所）で柳沢正史教授のグループで研究しているときに発見した神経ペプチドだ。

オレキシンの完全精製に成功したのち、私たちはオレキシンが視床下部の摂食中枢に偏って存在していることを発見した。そこで、オレキシンは食欲に関連する物質ではないかという仮説のもと、研究を進めていった。そして、オレキシンを動物に投与したところ、摂食量が明らかに増えることをつきとめたのだ。

当時、摂食行動の神経科学的メカニズムの解明がトレンドだったこともあり、「オレキシン」と名づけ、食欲を脳内でコントロールする物質として発表。そののちに、ナルコレプシーという睡眠障害とオレキシンの関係が動物実験の結果から示唆され、覚醒と睡眠に深くかかわる物質であることが明らかになっていった。

オレキシンの発見にはこうした経緯はあるものの、そもそも、摂食と覚醒は深い関係がある。食欲の制御システムから説明すると、視床下部外側野には「摂食中枢」があり、視床下部の腹内側核には「満腹中枢」があると考えられてきた。満腹中枢が刺激されると食欲は抑えられ、満腹中枢を壊すと動物は過食を続け肥満になる。一方で摂食中枢が刺激さ

オレキシンと摂食

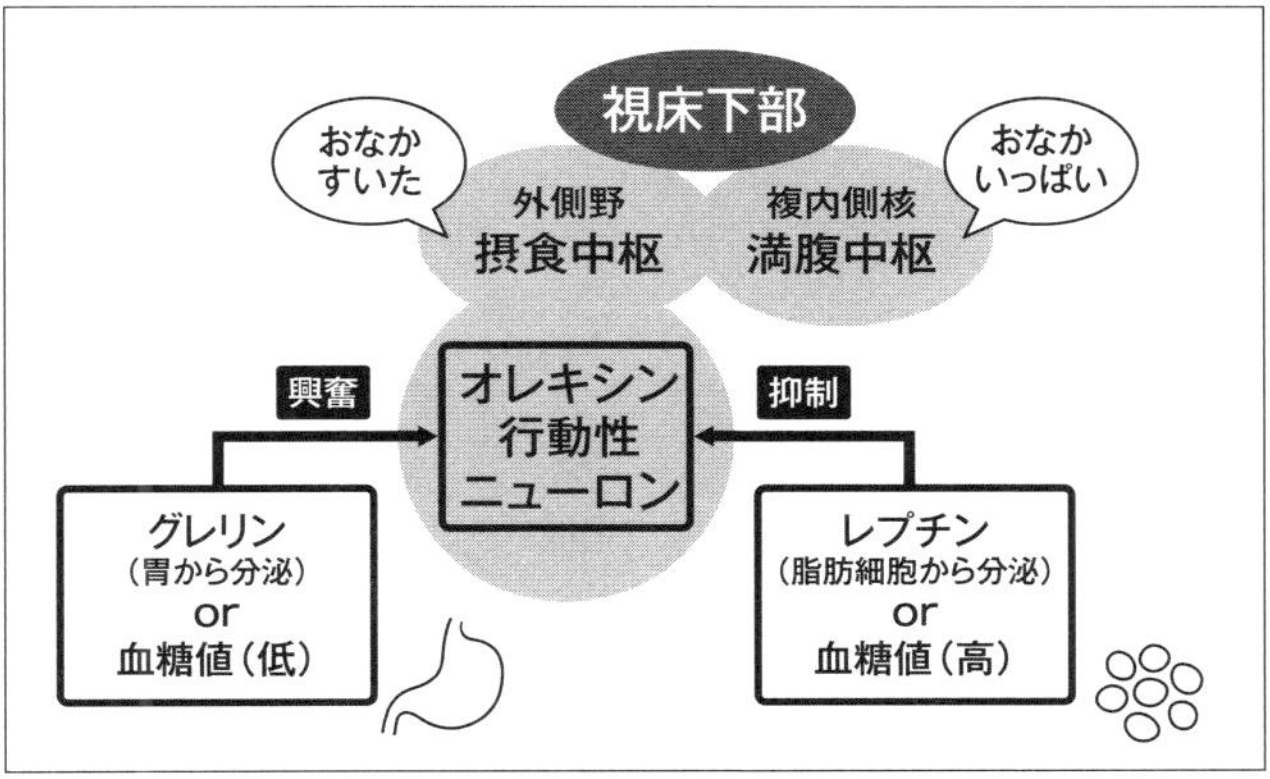

れると食欲は高まり、摂食中枢を壊すと食欲が失われ、場合によっては餓死してしまう。

実際はほかの脳の部位も深くかかわっていて、これほど単純な話ではない。

オレキシンをつくる神経細胞があるのは摂食中枢と同じ領域で、先ほども言ったように、オレキシンを動物の脳に投与するとエサの摂取量が上がる。さらに研究を進めると、オレキシンをつくる神経細胞（オレキシン作動性ニューロン）は食欲のコントロールにかかわる物質によって、活動を明らかに変化させていることがわかったのだ。

それらの物質に含まれるのがレプチンとグレリンだ。コラム③ですでに登場しているホルモンだが、覚えているだろうか。レプチンは全身の脂肪細胞からつくられる食欲を抑制するホルモン。グレリンは胃でつくられて食欲を亢進させるホルモン。オレキシンをつくる神経細胞はレプチンによって抑えられ、グレリンによって興奮する。

また、オレキシンをつくる神経細胞は血糖値が高いと抑制され、血糖値が下がると発火頻度が高まることもわかっている。

空腹とオレキシンと覚醒

情動が昂ったときと並び、もう一つ、オレキシンをつくる神経細胞が活動するのが「空腹時」だ。空腹時は血糖値が下がる。すると、脳髄液の中のグルコース（ブドウ糖）濃度が下がりオレキシンをつくる神経細胞の活動が高まる。一方、グルコース濃度が上がるとオレキシンをつくる神経細胞の活動が低下する。

現代社会に生きるヒトにはあまり実感はないかもしれないが、睡眠か覚醒しているかは本来、生死にかかわる。覚醒していないと適切な行動を維持できないからだ。摂食行動もその一つだ。野生動物は起きている間、エサを求めて行動をする。その時、注意深く周囲を観察しなければ、敵にやられてしまうかもしれない。できるだけクリアに覚醒するため、オレキシンをつくる神経細胞が働く。

また、何かに「注意」を向ける行動にはアセチルコリンをつくる神経細胞が関係していて、オレキシンがその神経細胞を刺激していることがわかっている。

オレキシンには覚醒を促し、維持すること以外にもさまざまな機能がある。

・交感神経の活性化
・ストレスホルモンの分泌
・モチベーションの向上
・全身機能の向上
・意識をはっきりさせて注意力を引き出す

いずれも、体をアクティブモード＝覚醒モードにするための働きだ。

「寝ている時間は意識がないのだから、死んでいるのと同じ」という人がいる。それは極端な意見だとしても、意識をともない意味や目的をもって行動する姿が生きもののベースであり、睡眠はその中の「小休止」にすぎないと漠然と考えている人は多いだろう。

しかし、オレキシンの作用機序が明らかになるにつれ、覚醒とは「注意」や「行動」が必要なときにあえて発動されるモードであり、生きものにとってのデフォルトは睡眠にあるようにも思えてくる。みなさんは、どう考えるだろうか？

「覚醒」はなんのため？

オレキシンは食欲の制御と覚醒に関与している。だとしたら、オレキシンをつくる神経細胞は栄養状態に応じた食べ方を維持するために覚醒を制御している、という仮説を立てることができないだろうか。つまり、覚醒は食べるためにある、と。

野生動物のことを考えてみよう。何日もエサをとることができず空腹が続く。血糖値が下がり、体も痩せてくるだろう。脂肪が減ってガリガリとなったその姿はもはや、狩りに出るエネルギーは失われているように見えるかもしれない。

しかし、脳の中では、レプチンの低下によってオレキシン作動性ニューロンの活動が活発化。モノアミン作動性ニューロンに働きかけて、覚醒がうながされる。交感神経も活性し、体は「臨戦体制」へと入る。

エサをとらなくては死んでしまう。なんとしてでも体を動かし、獲物に集中し、行動を起こさなくてはいけない。食べるため＝生き延びるために覚醒がうながされる。ギリギリにも思える状態で体を動かしているのは、「エサをとらなくてはならない」という意識をつかさどる脳の機能だ。

そんな、生きるか死ぬかの話と並べるのもなんだが、ダイエット中、眠れなくて困ったという経験がある人もいるだろう。「おなかがすいて眠れない」の実態はエサを求める野生動物と同様、オレキシンが働いて覚醒を促しているからだ。

また逆に、食後、満腹になると眠くなるのもメカニズムとしては同じ。体内時計の影響もあるが、おなかがいっぱいになって血糖値が上がり、オレキシンによって反応する神経細胞の活動が低下するからだ。

多くの人が経験する「ダイエット中、眠れなくて」「食後、眠くなる」の正体もオレキシンと関係している。そう思うと、最新の脳科学も少しは身近に感じていただけるのではないだろうか。

コラム④　睡眠薬の話

睡眠薬は「眠れた」という成功体験のために

睡眠に不満をもつ人はわりと気軽に「不眠症」と自己診断する傾向がある。しかし、不眠症には本来、明確な診断基準が設けられている。たとえば「ICSD-3（睡眠障害国際分類基準）」やアメリカ精神医学会が発行している「精神疾患の診断・統計マニュアル 第5版（DSM-5）」などが診断基準となる。「眠れない」という主観だけでは不眠症とはならない。

その診断基準で重要なポイントの一つが持続性だ。入眠障害や中途覚醒などの不眠症状が週3日以上、3か月以上持続する場合、不眠症が疑われる。そして同時に、「日中に精神や身体の不調を自覚して生活の質が低下する」ということも重要な要件となっている。

昼間に覚醒障害がある、起きてられない状態があるかどうかがいちばんの問題だ。つまり、眠れていない（ように感じているけれど）、普通に起きて、日中に活動ができていれば不眠症とはいえない。当然、治療の必要はないし、睡眠薬を使う必要もない。

もっといえば、不眠症であっても必ずしも睡眠薬が必要なわけではない。本書で紹介したようなTipsを試してみて、生活習慣を変え、睡眠衛生を整えると睡眠の問題が改善できるケースはかなり多い。睡眠薬の使用は慎重であるべきだと思う。

しかし、「眠れなくてつらい」という思いが繰り返し蓄積されるのは、とてもよくない。そうした、ネガティブな学習を断ち切る必要はある。どうしても不眠が続くならば、睡眠薬は有用だ。そうした、「自分は眠れた」という経験を得るために睡眠薬は使うべきで、「自分は眠れる」という成功体験を積んだら、服用はやめるべきだ。睡眠薬はあくまで補助的なもの。睡眠薬は脳に働くものであり、本来、気軽に飲むべきものではないし、処方すべきものではない。

睡眠薬の主流、GABAの働きを強める薬

現在、不眠症などの睡眠障害の治療でもっともよく用いられているのは、「ベンゾジアゼピン系」と「非ベンゾジアゼピン系」の睡眠薬だ（以降、まとめて「ベンゾ系」という）。

細かくは異なるが、両者の作用機序はほぼ同じ。いずれも抑制系の神経伝達物質GABAの受容体に作用し、その働きを強めて睡眠を誘導する。

ベンゾ系が登場するまで使われていた「バルビツール系」の睡眠薬のように大量に服用しても呼吸停止から死に至ることはないため「安全性が高いよい薬」と認識され、不眠症治療薬の主流となっている。

確かに大量服用しても「死なない」という意味では安全かもしれない。しかし、ベンゾ系の薬によってもたらされた眠りは、脳波を測ると正常な眠りとはかなり異なっている。麻酔で意識がなくなっているときのような、脳全体の機能を落とすような眠り方で、またレム睡眠の量も少なくなる。

ただ、薬を飲むと「眠くなってきた」という明らかな実感が得られ、それが睡眠に悩んでいた人には大きな満足感をもたらす。しかし、本来の睡眠はそういうものではない。いつもの時間にベッドに入って、知らず知らずのうちに眠っている、というのが健康な入眠だ。

また、ベンゾ系の睡眠薬が脳へ与える影響は少なくない。GABAの受容体は脳内に約200億個と数多く存在し、記憶や運動などにかかわる脳の働きにも関係している。薬の影響は脳の広範囲に働き、たとえば、運動機能や平衡感覚の調整をつかさどる小脳の機能を阻害する。睡眠薬を飲んだあとフラフラしたり、服用した高齢者が夜間、目覚めたときに転倒してしまったりといったリスクがある。アメリカなどでは服用後の運転による事故が大きな問題となっている。

また、ベンゾ系の睡眠薬は依存性があり、薬を飲むのをやめると、服用する前よりも眠れなくなる「反跳性不眠」を引き起こす。これは、服用する前にぜひ知っておいてほしい重要事項だ。

断薬による不眠は、「睡眠薬を飲んでいない」という精神的な不安感からの不眠だけではない。長期の服用が脳内に変化を引き起こして、薬がないと眠れない脳になってしまうのだ。飲めば眠れるようになるとはいえ、飲まないと眠ることができなくなり、一度使いはじめるとなかなか手放せなくなる。

そのうえ、ベンゾ系は長期で常用すると認知機能に影響を与え、アルツハイマー型認知症のリスクを高めるという指摘もある。繰り返しになるが、「眠れる」という体験が得られたら、薬の量を減らしながら卒業を目指してほしいと思う。

メラトニンを模倣した睡眠薬

2010年代に入って新しいタイプの睡眠薬が2つ登場している。その一つが「メラトニン受容体作動型」と呼ばれる睡眠薬だ。

第1章で説明したように、メラトニンは体内時計に働きかけ、睡眠へと誘うホルモンだ。メラトニン受容体作動型の睡眠薬は、そのメラトニンの作用を真似《まね》た物質で、視床下部の視交叉上核にあるメラトニン受容体に作用して、体内時計を整えて脳を睡眠モードへと向かわせる。

もたらす眠りは自然なもので、ベンゾ系のように脳全体に作用するわけではないため副作用も少ない。体内時計が乱れて、睡眠に問題が起きてしまった人には効果を示す。ただし、体内時計に作用する薬なので即効性がない。

また、ベンゾ系のように、強い眠気を実感することはない。効果が現れるのは服用してから2週間程度とゆっくりで、そのため、「とにかく早く眠りたい」という切実な患者にとっては「効果がない」と評価されてしまうことが多い。こうした特徴をふまえて服用したほうがよい。

オレキシンの作用を遮断する睡眠薬

もう一つの新しいタイプの睡眠薬が、「オレキシン受容体拮抗薬」だ。日本では2014年に「スボレキサント（商品名：ベルソムラ）」が、2020年に「レンボレキサント（商品名：デエビゴ）」の発売が承認されている。

オレキシンについては第4章で解説した。不安定な覚醒と睡眠のシーソーを覚醒側にキープする働きをしているのがオレキシンだ。感情が昂ったり空腹になったりすると、脳の視床下部外側野にある神経細胞が働いてオレキシンがつくられる。オレキシンの脳内濃度が増えることで、覚醒が維持される。

オレキシン拮抗薬は、そのオレキシンの作用を遮断することで眠りへと誘う。不眠症の原因として、ストレスや不安によってオレキシンをつくるニューロンが興奮して、オレキシンの分泌が過剰になっていることが考えられる。その過剰になったオレキシンをブロックするのだ。

睡眠時、オレキシンをつくる神経細胞はほとんど働かず、オレキシンは分泌されない。つまり、オレキシン拮抗薬はこの本来あるべき睡眠時の状態をつくる。睡眠と覚醒のメカニズムにのっとったこの薬は、自然な睡眠と大差ない眠りをもたらす。

この薬は使いはじめから効果を実感しやすく、副作用がなければ、依存性もない。しかし、ごく自然な眠りを後押しする作用であるため、オレキシン拮抗薬を服薬しても、いわゆる睡眠薬を飲んだような「なんだか眠くなってきた……」という作用感はない。だから、ベンゾ系を常用している人は効果がない薬、と感じてしまうこともある。

睡眠薬の服用　5つのTips

睡眠薬を常用している方はぜひ、卒業を目指していってもらいたいと思う。しかし、とくに「ベンゾジアゼピン系」「非ベンゾジアゼピン系」の場合、それが簡単ではないこともある。急にやめると不眠状態が悪化してしまうので、いきなり睡眠薬を使わないようにするのは難しい。医師と相談のうえ、焦らずゆっくり、少しずつ用量を減らしていくといい。

そのとき、たとえば、オレキシン受容体拮抗薬と併用して置き換えていきながら、最終的に断薬を目指すという方法もある。オレキシン受容体拮抗薬とベンゾ系の薬は作用機序がまったく異なるので組み合わせて使っても問題はない。ベンゾ系の睡眠薬の量をただ減らしていくよりも、やめやすいように思う。あくまでも主治医の指示に従って減薬を目指してほしい。

　そして同時に、自身の「睡眠薬への期待感」を見直すと卒業しやすくなるのではないかと思う。ベンゾ系独特の「酩酊感」や眠気が訪れる作用感を求めてはいないだろうか？それらの感覚を求めている限り、ほかの睡眠薬は「効かない」と感じてしまう。「いつの間にか、気づかないうちに寝ていた」というのが本来あるべき睡眠で、強烈な眠気を自覚できるのはやはり、体に備わった眠りとは異なる。

　本書で説明してきたように、ヒトの体には自然に眠り覚醒する機構が備わっている。そのシステムを無理矢理シャットダウンさせるような眠りは、やはり、本来の睡眠がもたらす役割を果たさないのではないかと思う。

　眠れない日々が続くのはつらい。そこから脱するために、治療の一環として睡眠薬が必要であれば、適切に活用すべきだ。しかし、睡眠薬は「薬がなくても眠れる」ようになるための薬だということを忘れないでもらいたい。睡眠薬は決して一生、飲み続けるものではない、ということを理解して、正しくつきあっていこう。

睡眠薬とのつきあい方Tips

◉薬に頼る前にまずは、睡眠衛生の改善を
◉睡眠薬はあくまでサポート的位置づけ
◉酩酊感・作用感・即効性を求めない
◉医師と相談しながら、段階的に減薬して卒業を目指す
◉不眠症治療のゴールは「薬なしで眠れる自分」

第5章　睡眠の役割

睡眠、無意識の状態だからこそできること

ここまで、快眠をもたらす20のＴｉｐｓを提示しながら、睡眠と覚醒のメカニズムを解説してきた。よい睡眠には何が必要なのかがわかってきたのではないかと思う。本章ではさらに、「睡眠」と「脳」に関するさまざまな話題を取り上げながら、〈睡眠〉の役割・目的について考えてみたいと思う。

生きものはなんのために寝るのか？　おそらく、多くの人が「休息のため」と答えるだろう。もちろん、それも睡眠の目的の一つである。

しかし、休息のためだけであれば、別に意識がなくなる必要はない。野生で暮らす動物にしてみれば、無意識の状態になるということは我が身を命の危険に晒《さら》すことになる。逆にいえば、そうまでしても動物は睡眠をとる。

横になって休息するだけでは代替できない、無意識の状態だからこそできる「生命維持に不可欠」なことが、睡眠中に行われていると考えられる。

それは何かというと「脳のメンテナンス」だ。

日中、私たちが覚醒している間、脳は絶え間なく働いている。脳の働きは何かというと「情報処理」だ。視覚系や聴覚系などさまざまな感覚系から入ってくる情報をリアルタイムに近い形で処理をして、記憶と照合したり、予測したりして行動をしている。目の前にあるものを見て認知しているのも、味やにおいを感知して快・不快を感じるのも、音を聞き取って判断するのも、感覚系を通して受け取った情報を脳が再構成しているからだ。

覚醒時、絶え間なく動いている脳を休ませて、コンディショニングを行う。そんな、睡眠による脳のメンテナンス機構が正しく作動したとき、私たちは「ぐっすりよく眠った」という〝睡眠休養感〟を得る。こうしたときの睡眠経過図は、ノンレム睡眠とレム睡眠がバランスよく構成された理想的な形を示すことが多い（Ｐ１４１参照）。適切な構築をもった睡眠によって、脳のメンテナンスが十分になされ、翌日の覚醒に備える準備が万端整うのだ。

脳の情報処理と神経伝達物質

ここで改めて、脳の情報交換の仕組みについて説明したいと思う。脳の役割である「情

脳内で情報が伝わる仕組み

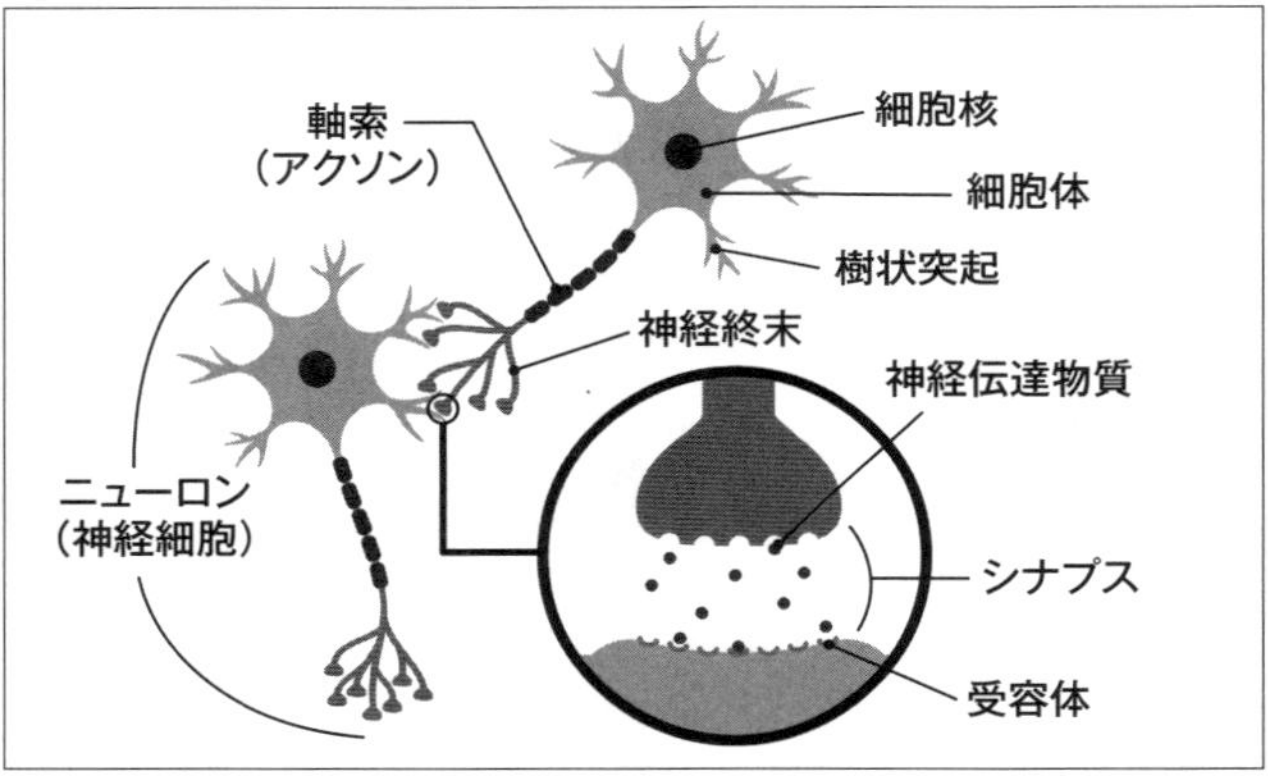

報処理」をおもに担っているのが神経細胞（ニューロン）だ。ニューロンは大きく、「細胞体」と呼ばれる細胞の中心部とそこから伸びている複数の「樹状突起」、細胞体から1本伸びた「軸索」、そして軸索の先で枝分かれしている「神経終末」とで構成される。

樹状突起で情報を受け取り、軸索が情報を送り出し、神経終末が他のニューロンの樹状突起や細胞体と接して情報を伝える。この神経終末と他のニューロンの樹状突起や細胞体の接触面を「シナプス」という。

脳は情報を電気信号として伝えるが、シナプスとシナプスの間はわずかながらすき間があり電気信号が伝わらない。そのためシナプスでは電気信号を化学物質に変換して情報を受け渡す。その物質が「神経伝達物質」だ。

本書でもここまでにセロトニンやＧＡＢＡ、ドーパミンなどさまざまな神経伝達物質が登場してきた。いずれも、上流にある信号を伝える側のニューロン（シナプス前細胞）が神経伝達物質を放出して、下流のニューロン（シナプス後細胞）にある受容体という分子が感知して興奮なり、抑制なりの反応が起きるというメカニズムで働いている。

よく「神経細胞同士がシナプスでつながっている」といった表現がされるが、決して１対１でつながっているわけではない。たとえば、大脳皮質には１４０億ものニューロンが存在し、各ニューロンには他のニューロンからの数千〜数万もの入力があり、それらの情報はシナプスを介して受け渡され、受け取りが行われている。

脳の連続作動可能時間は16時間

ただ、一個一個のニューロンが処理できる能力には限りがある。我々は日々、何かを学ぶ存在だ。「動物は勉強しない」「私は今日、なんの知識も得ていない」「ぼんやりゲームをしていただけだ」というかもしれない。しかし、脳には覚醒中、常に情報が入り続けている。それは脳にとっては学んでいる状態だ。ボーッとしているときでも、「デフォルトモードネットワーク」とよばれる神経回路が盛んに活動している。

つまり、脳の中でさまざまなシナプスが情報を受け取ることで神経回路が強くなり続けていて、処理できる上限はあっという間に訪れてしまう。たとえば、16時間ほど起きているだけで、脳の情報処理のキャパは限界に達するといわれている。徹夜明け、ぼんやりとして何も考えられないのは、脳が「これ以上、情報の処理・記録はできません」と音を上げているのだ。

処理能力が限界に達したままの脳では、次の覚醒に影響を与えてしまう。そのため、脳の中でも1日の終わりにやってくる〈睡眠〉というメンテナンス時間に、シナプスが再び情報処理できるよう〝余白〟をつくる。「睡眠」は次の「覚醒」のために脳が能動的に生み出した状態なのだ。

睡眠中に行われる「記憶の固定化」

睡眠の役割は、脳内の情報処理システムに「余白」をつくることだけではない。寝てい

記憶の種類

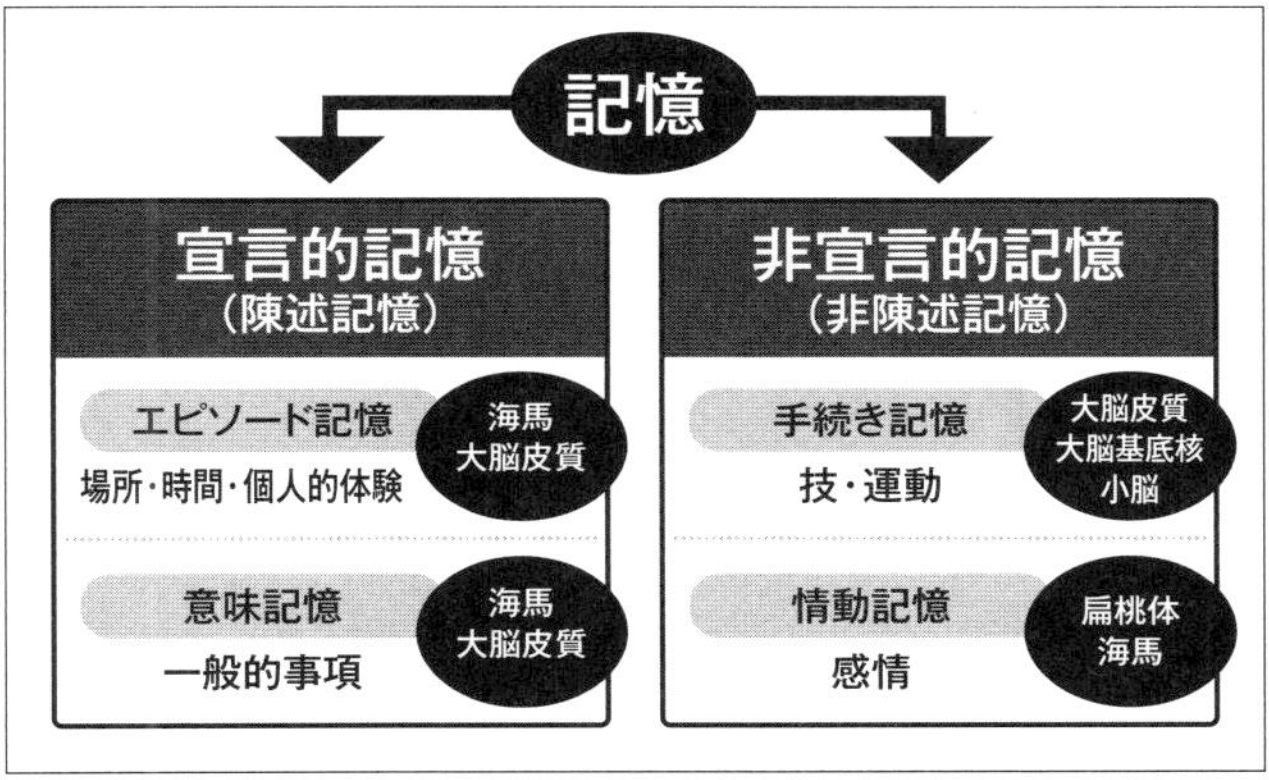

る間、とくにノンレム睡眠のとき、覚醒時にインプットされた情報が整理され、「記憶の固定化」が行われる。固定化とは何かというと、「強くする」ということだ。

本題に入る前に、記憶の種類と脳の部位について、簡単に説明しておこう。記憶は、「宣言的記憶（陳述記憶）」と「非宣言的記憶（非陳述記憶）」に分類できる。

「宣言的記憶（陳述記憶）」はさらに、「エピソード記憶」と「意味記憶」に分類できる。エピソード記憶は経験や思い出に関する記憶で、「昨年の夏休み、おばあちゃんの家で花火をした」とか、「昨日の夕飯は駅前の立ち食いそばだった」など、個人が体験した出来事や事象のこと。

意味記憶は学習によって得た記憶のことで、「太陽形の惑星は8つ」「隣の家のイヌの名前はタロー」など、特定の出来事とはかかわりのない一般的な事柄に関する記憶を指す。エピソード記憶と意味記憶には、海馬と大脳皮質がかかわっている。

一方、「非宣言的記憶」には、「手続き記憶」と「情動記憶」がある。手続き記憶は技巧や運動技能に関する記憶だ。言葉で表現されるものではなく、繰り返し練習することで上達していくもの。たとえば、「自転車に乗れるようになる」「ピアノが上手になる」「タイピングが早くなる」「テトリスやシューティングゲームのスコアが上がる」といった類いの記憶だ。手続き記憶は、脳の大脳皮質や大脳基底核、小脳といった部位が関係している。

情動記憶は感情がともなう記憶のことで、「イヌに噛《か》まれて怖かった」という記憶が鮮明に残り、何年たってもイヌを見ただけでドキドキしたり、「素晴らしいオーケストラの演奏を聴いて感動した」記憶から、同じ曲を聴くと自然とこころがときめいたりすることだ。

第4章で「寝室を眠れない場所にしてはいけない」といったが、それもこの情動記憶と関連している。この情動記憶にも海馬や扁桃体がかかわっている。

寝ているだけで技術が向上⁉

睡眠研究において、よく行われているのが手続き記憶を用いた実験だ。宣言的記憶は被験者個人の集中力や気分、モチベーションに影響されてしまうため、集中力自体に影響する睡眠と関連づけた研究に向かない。そのため、実験や研究には非宣言的記憶の手続き記憶が用いられることが多い。

たとえば「５桁の数字をタイプする」という単純なタスクを課し、スピードや時間内での成果を記録していくという実験がある。練習を重ねるうちに次第に上達していくわけだが、途中で中断して睡眠をとってもらい、起きて再びテストをはじめると確実にタイピングのスピードや精度が上がる。途中、寝ているだけなので練習などしていない。けれど、技能は維持されるどころか上達するのだ。

同様の実験は数多く行われている。睡眠によって明らかに技能が向上することから、眠っている間に手続き記憶が固定化されていると考えてよい。何か、技能的なものを習得したい人は、合間に睡眠をとるといい。

学生や資格試験の勉強をしている人にとって気になるのは、意味記憶も睡眠によって固定化されるのか？ということだろう。意味記憶と手続き記憶とはそもそも使う脳の部位が違い、記憶するメカニズムが異なるが、意味記憶やエピソード記憶についても眠ることで記憶の固定化が起こることが示されている。

米ハーバード大学の研究チームは、大学生を対象にさまざまな知能テストの合間に昼寝を挟むという実験を行ったところ、睡眠によって知的能力や認知力が向上。とくに、深い睡眠をとったあとは記憶力が高まったという。

また、ドイツのリューベック大学の研究では、学習しているときにある特定の香りを嗅《か》いでもらい、ノンレム睡眠中に同じにおいを嗅がせると学習効率がアップ。海馬の活動も上がっていたという。

「とにかく明日1日だけ覚えておければいい」という状況であれば、徹夜での一夜漬けもありかもしれない。しかし、記憶を定着させたい、身につけたいというのであれば、適切に睡眠をとるべきなのだ。

記憶の固定化の仕組み

では、記憶が固定化されるために、脳の中では何が起こっているのか？　思い出してみてほしい。はじめて自転車に乗ったとき。あるいは、鉄棒の逆上がりでもいい。初めはまったくできなくても諦めずに何回も繰り返し練習していると、「あれ？　できる、かも!?」という瞬間が訪れる。それでもうまくいかず、「あ、やっぱり無理だった……」と落胆しながらも反復練習をしていると、なんとなくコツがつかめて、おぼつかないながらも形になり、いつしか自在にできるようになる。

手続き記憶はこうした過程を経て、身についていくのだが、体が覚えるということは、その都度、脳がその指令を出しているということになる。繰り返し繰り返し練習したその回数分だけ、脳も同じ回路を使っているわけだ。

先ほども説明したが、脳は神経細胞のシナプス伝達によって情報処理をしている。大脳皮質だけで１４０億ものニューロンがつながり合い、複雑なネットワークを形成し、そのニューロンとニューロンの接合部シナプスでは、神経伝達物質が放出される。

それぞれのシナプスは常に伝達効率を変化させているし、シナプスの構造や数も変化し

脳の海馬には「場所細胞」がある

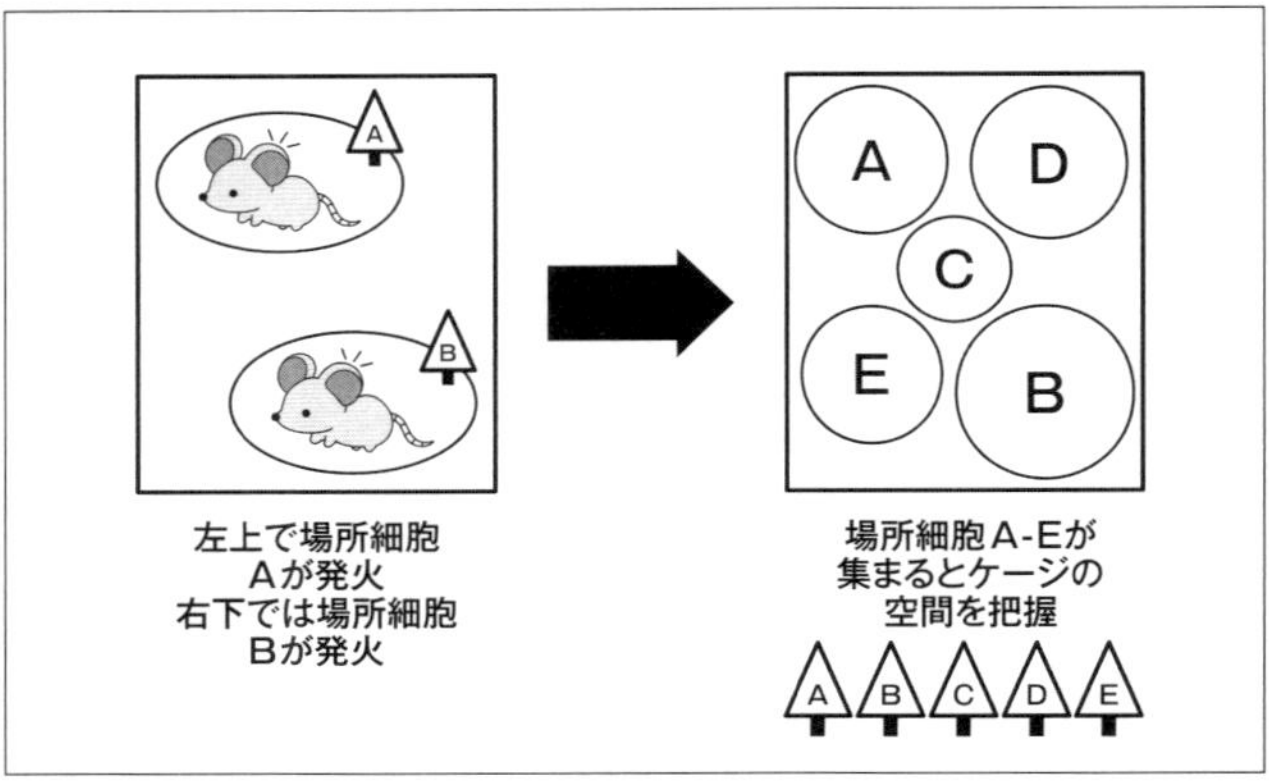

ている。何度も同じ刺激を繰り返していると、神経伝達物質を受け取る側の受容体の数が増え、情報を伝達する効率がよくなる。シナプス間の伝達効率が最適化され、情報処理がより効率よくできるようになって記憶が定着するのだ。

それともう一つ。覚醒時に繰り返された脳の使い方を、ノンレム睡眠中に時間的に圧縮した形でリプレイしていると考えられている。

それはマウスやラットの海馬にある「場所細胞」の存在によって明らかになった。場所細胞を発見したのはイギリスの神経科学者ジョン・オキーフで、彼はこの発見で2014年、ノーベル生物学・医学賞を受賞したので記憶にある人もいるかもしれない。

もともと、マウスやラットは迷路を学習したり、場所を覚えたり、空間に対する記憶が得意であることは知られていた。オキーフはそうした位置情報をつかさどっている部位が脳にあると考え、マウスの脳の海馬に電極を刺して、小さな小部屋を自由に歩かせる実験を行った。すると、ある特定の場所に行くとある特定の細胞グループが発火することを発見。たとえばケージの左上では場所細胞Ａが発火し、右下では場所細胞Ｂが発火するという具合で、これらの細胞グループを「場所細胞」と名づけたのだ。

さらに別の研究では、マウスが学習後にノンレム睡眠をとっているとき、学習で歩いた順と同じ順序の発火を時間的に圧縮してくり返し再生する「リプレイ」を行っていることが確認された。このような経験のリプレイが睡眠中、脳によって行われることによっても記憶は固定されている。

忘れることも脳の役割

パソコンを使っているとき、メールで送られてきた書類やインターネットからダウンロードした資料、現在進行形で作業しているデータなどを、〝とりあえず〟デスクトップに置いておいたら、いつしかアイコンで埋め尽くされて、何がどこにあるのかわからなくなってしまった、という人もいると思う。

記憶も同じで、ちゃんと整理しておかないとすぐに見つけることができない。取り出すときに問題が起こらないよう、効率よく使えるよう「記憶の整理」をする必要がある。

脳はシステム的に無限にシナプスを増やしたり、シナプス伝達効率を高めたりすることはできない。そのため、よく使うものに関してはシナプス間の情報伝達の効率が高まり、一方であまり使わない、必要性の低いものに関してはシナプスのつながりは弱まる（これはそのまま、「記憶がdeleteされる」という意味ではない）。

すべてを記憶していたら情報公害も甚だしい。「忘れる」ということにも意味がある。記憶力はよいにこしたことはないと思うかもしれないが、必ずしもそうとはいえない。

感覚系から入ってきた情報をすべて記憶し続け失うことのない「ハイパーサイメシア（超記憶症候群）」という病気がある。この病気の患者は、どれだけ時がたとうと、悲しくつらい出来事が当時の感情をともなってありありと思い出されてしまう。傷ついたこころは時間によって癒やされたりするが、ハイパーサイメシアの人にはそんな「時ぐすり」がない。その苦しさは、〝忘れられる者〟には想像できない。

効率性のためなのか、こころを守るためなのか、寝ている間、とくにノンレム睡眠中に必要なシナプスを残し、残しておくべき記憶をより強化しつつ、不必要な記憶の刈り込み（削除）が行われる。

そして、これらを寝ている間に行うのにも意味がある。

いくら脳の情報処理能力が優れているとはいえ、リアルタイムで入ってくるすべての情報に対して、常に最適な形でシナプスを結ぶのはさすがに難しい。そのため脳はとりあえず、メモ書き程度の（仮）でつないでおいて、睡眠中に本格的な整理をする。その作業に集中して取り組むため、外部とのネットワークは遮断される。

行列のできる人気のラーメン屋がランチタイムを終えて、夕方のオープンまで「準備中」の札を出すのと同じことだ。ずっと営業していたら店内の掃除はできないし、午後の仕込みも十分にできない。一度、店を閉めなくてはできない作業はたくさんあるのだ。

では、その「店を閉めている時間」は具体的にいつかというと、睡眠中のノンレム睡眠中だ。

覚えているだろうか？　ノンレム睡眠のとき、意識はなくなり、脳がおやすみ状態となる。パソコンにたとえるなら、「インターネットや周辺機器とのやり取りは最小限。本体もスリープモード」がノンレム睡眠だと説明した。

そのノンレム睡眠のときにこの刈り込み作業は行われる。ノンレム睡眠は脳と体の休息であると同時に、記憶の整理のためにあるのだ。

夢は脳がつくりだす「幻覚」

江戸時代、「一富士二鷹《たか》三茄子《なすび》」を初夢に見ると縁起がいいといわれた。また、悪い夢を見たときに、「夢は逆夢《さかゆめ》」と縁起直しをしたという。いにしえから人は、夢に何かしらの意味を見出《みいだ》そうとしてきた。

しかし、それこそ夢を壊して申し訳ないが、夢は脳が勝手につくりだしている幻覚の一種だ。多くの研究者は「夢に意味や目的はない」と考えている。

私たちは寝ている間、深いノンレム睡眠のとき以外には、夢を見ていることが多い。よく、夢を見るのはレム睡眠のとき、というが、じつは浅いノンレム睡眠のときにも夢を見る。ただ、ノンレム睡眠時の夢はごくごく単純な視覚的イメージであることが多い。それは、はしごから落ちるとか、寝る前にやったゲームの映像などで、複雑なストーリーや感情をともなうことはない。

一方、レム睡眠中に見る夢はドラマチックだ。登場人物も時系列もめちゃくちゃで奇妙な夢が多く、感情をともなうストーリーがある。不安や心配、恐怖に襲われる悪夢を見ることもあれば、ものすごくハッピーな夢を見ることもある。

レム睡眠中の脳は覚醒のときと同じ、もしくはそれ以上、活発に活動中だ。とくに前頭前野以外の大脳皮質の活動が盛んで、情動をつかさどる大脳辺縁系に属する海馬や扁桃体も動いている。

レム睡眠時の夢が感情をともなうのは、扁桃体を含めた大脳辺縁系の活動と関係していると考えられる。ときに、恐怖や不安をともなう悪夢を見るのは、扁桃体が情動の中でもとくにネガティブな感情の処理に関係しているからだ。レム睡眠中は呼吸や心拍が変動する。夢の中のストーリーに感情が動くことにともない、自律神経系が働いて呼吸や心拍に影響を与えるのだと考えられる。

一般的にヒトの夢は視覚的で、ほかの感覚を認知することは少ない。「いや、触覚やに

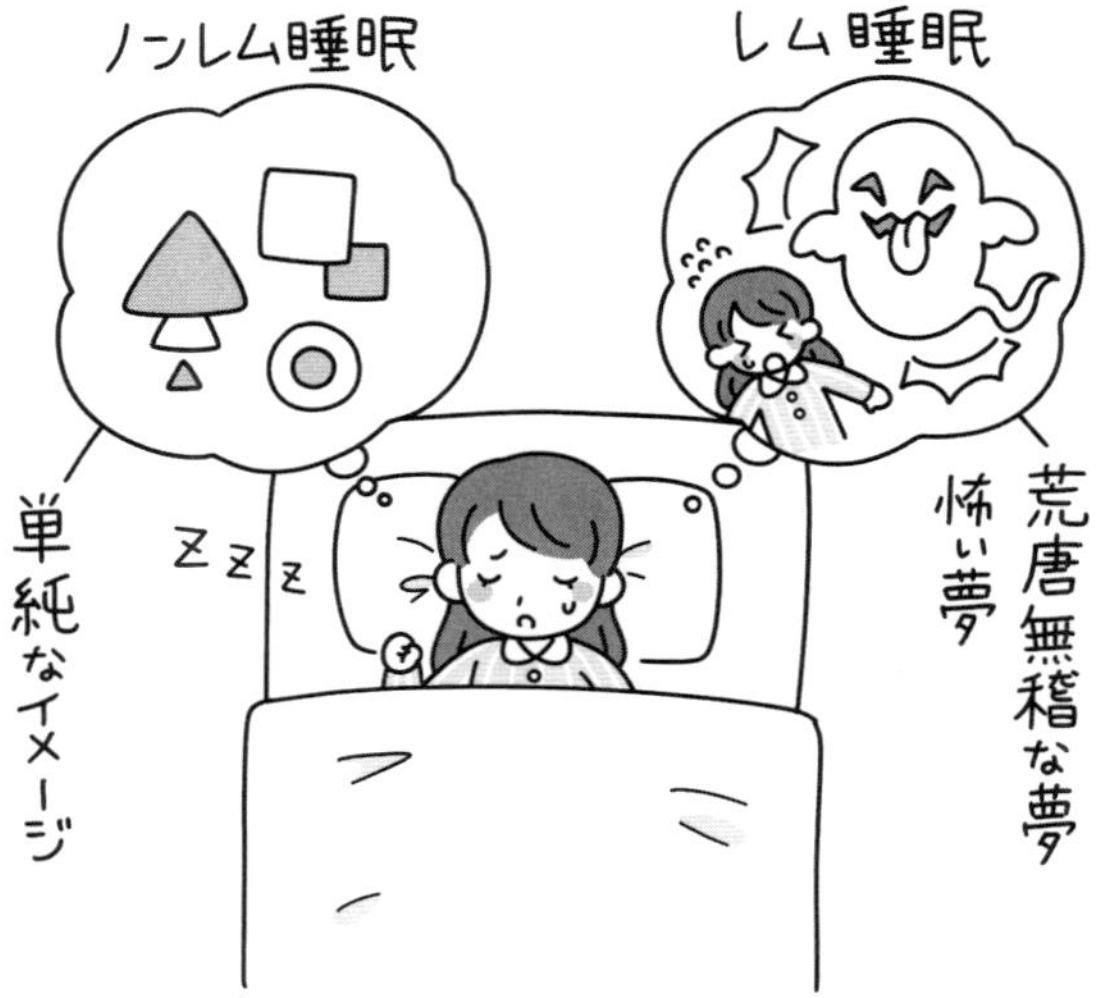

おいなど感覚のある夢を見る」という人もいるだろう。それは、それらをつかさどる各中枢の活動が意識にあがってきていたと考えられる。

また、鮮やかで色彩豊かな夢を見るのは、視覚情報を脳内で構築する視野連合野（高次視覚野）が活動していることに関係する可能性がある。私たちは目から入ってきた視覚情報を脳で処理して、映像のイメージを描いている。一次視覚野は左右の眼球から入ってきた、色や明るさ、コントラスト、傾きなどの情報をバラバラに分解している。一次視覚野がそうしてデジタル処理した情報は視覚連合野で再構成され、像として認識される。

レム睡眠時、一次視覚野の活動が停止して

いる一方で、視覚連合野の活動は盛んだ。つまり、リアルな世界から供給された視覚情報の材料ではなく、脳内に記憶として蓄積されている情報を視覚イメージとして構成していると考えられる。

荒唐無稽な夢を見るのはレム睡眠時

また、レム睡眠時の夢は奇想天外で荒唐《こうとう》無稽《むけい》なストーリーが多い。歴史上の人物や会ったこともない著名人が登場したり、幼少期の設定なのに会社の同僚が出てきたり。そんな破茶滅茶な夢を見るのは、覚醒時に比べ、前頭前野の活動が低下しているからだと考えられる。

「前頭前野」はありとあらゆる情報の統合・整理を担っている。その働きが落ちているため、論理的におかしな物語だとしてもチェックされず、夢として出現するのだ。

レム睡眠時、脳は活動しているので、ノイズ的なビジュアルイメージが立ち上がり不可思議な物語を見る。ランダムにさまざまなイメージが出てきているだけで、ストーリーにも、一個一個のイメージにもたいした意味はない。

そして、たまたまレム睡眠中に目が覚めてしまったり、レム睡眠直後に起きてしまったりすると、おぼろげながらその記憶が残っていて「夢」として認知される。夢はあくまで幻覚であって、「リアル」ではないから、本来なら覚えておく必要がない。

むしろ、夢を鮮明に覚えていたら現実と区別ができなくなり、リアルな社会で問題を生じる危険性もある。そのため、記憶システムをオフにすることで、覚えていられないようにしている。

たまに、「一度目覚めても、夢の続きを見ることができる」という人がいる。それは、レム睡眠のときに前頭前野や海馬の機能が覚醒とまではいかないものの、多少は活動しているからだ。そういうときの夢は、自分で「これは夢だ」と理解していることが多い。

また、「まったく夢を見ない」という人がいるが、それは記憶に残っていないということ。残念がることはない。むしろそのほうが自然だ。そもそも、夢は覚えておくべきものではないのだから。

本当は恐ろしくない金縛り

「金縛り」もレム睡眠中に起こる身近な現象の一つだ。金縛りは霊現象ではない。悪魔の仕業でもＵＦＯの策略でもない。

レム睡眠中、脳から筋肉への指令はストップしていて、全身の筋肉は弛緩《しかん》している。加えて、延髄から運動神経を抑制、麻痺させる信号が伝わっている。

そのため、レム睡眠中は体が動かない。たまたまレム睡眠中に目覚めてしまうと、「体を動かそうと思っても動かない自分」を認知することになる。それが「金縛り」の正体だ。

金縛りに恐怖がともなうのは、レム睡眠中と同様に大脳辺縁系が活動しており、また、思うように体を動かすことができないことに対する強烈な不安があるから。加えて、霊や超常現象的なものとのつながりが「知識」として刷り込まれているからだろう。

レム睡眠中は海馬や扁桃体が活発に動いている。扁桃体は感情の中でも恐怖や不安といったネガティブな感情にかかわる。レム睡眠中、恐怖をともなうような悪夢を見るのはそのためだし、金縛りに恐怖心がともなうのもおかしな話ではない。

では、なぜレム睡眠中に運動神経への出力が切れているのかというと、それは夢のストーリーに体が反応しないようにするためである。レム睡眠時、脳の命令が筋肉に伝わらないので夢の中での行動は現実に反映されない。けれど、もし、夢のとおりに体が動いていたら大変なことになる。

実際、夢に従って体が動いてしまう「レム睡眠行動障害」という病気がある。この病気はレム睡眠中にもかかわらず筋肉が脱力しない。先ほど、「ノンレム睡眠中は延髄から運動神経を抑制、麻痺させる信号が出ている」と説明したが、そのシステムが働かなくなってしまう病気だ。夢の中でのストーリーや行動に体が反応して動いてしまうのだが、それは、「ちょっと動く」というレベルでないことも多い。隣に寝ている人を殴ったり、立ち上がって歌ったり、たんすに向かってタックルしたり、ベッドを蹴り上げて足を骨折したりすることもある。

極端な例になるが、イギリスでは2008年に、レム睡眠行動障害が殺人事件につながった事例が報告されている。50代の男性が若者と乱闘してヘッドロックをかける夢を見たそのとき……リアルの世界で隣に眠っていた妻に技をかけていたのだ。この男性は目覚めたときに、「どうやら、妻を殺してしまった」と自首をしたという。レム睡眠行動障害の人がその症状を起こした直後に覚醒すると、行動と関連する夢を見ていることが多い。

夢と現実は明確に区別されるべきなのだ。

行動に〝意識〟は必要ない？

レム睡眠行動障害はレム睡眠中に起こるが、ノンレム睡眠中に行動を起こしてしまう病気もある。「ノンレム睡眠時随伴症（ノンレムパラソムニア）」だ。「夢遊病」もノンレム睡眠中に起こるノンレムパラソムニアの一つだ。夢遊病はそのネーミングから夢と関係があるように思われがちだが、夢遊病の状態のとき夢は見ていない。正式な病名は「睡眠時遊行症」で、自発的行動をとる。3～8歳のくらいの小児に多く、思春期までにおさまるが、まれに成人でも見られる。

深いノンレム睡眠のとき、大脳皮質は活動を低下させ前頭前野の活動は停止している。ただ、運動系へ出す指令は低下しているが停止しているわけではない。その状態で行動が起こるとコントロールができなくなる。意識による人格管理が行われないため、驚くような行動を起こすことがあるのだ。

睡眠時にむくりと起き出し、歩き回るだけではない。料理をしたり、クルマを運転したりする人もいる。そして、目覚めたとき、本人は一切の記憶がない。

ノンレムパラソムニアで有名なのは、「眠る芸術家」と呼ばれるイギリスのリー・ハドウィンだろう。彼は睡眠中に起き上がり、鉛筆や筆を手にして絵を描く。細密な写実画から抽象画まで画風はさまざまだが、いずれも芸術的で高い評価を得ている。しかし、彼に絵を描いた記憶はない。高校時代の美術の成績は芳しくなかったそうで、覚醒中に描く絵はお世辞にも上手とはいえない。


レム睡眠行動障害やノンレムパラソムニアなどの症例をみると、〈意識〉というものについて考えさせられる。私たちは、意識のもとに行動していると考えている。しかし、意識がない睡眠時、無意識に支配されながらもヒトは行動をする。意識がなくても素晴らしい絵を描くことができる。行動に対して意識は本質的には必要ないのだ。

私たちは、意識／無意識となにげなく使っているけれど、意識というのは本来、とても難しい概念だ。

私たちが身の回りの外界から得た刺激——見たり聞いたり、嗅いだり、触れたり、味わったりして得た情報は、感覚系を通じて脳へと伝わる。脳は部位によって異なる機能を担っていて（機能的局在）、体を動かす部分やものを感じる部分、視覚情報を解析する部分など役割がモジュール化されている。それぞれの領域がそれぞれ働いて処理したものを、意識をつかさどる前頭前野が管理をしている。

つまり、外部からの情報を得て、それをちゃんと咀嚼《そしゃく》して現状を認知し、その状態に対して正しい行動を表出させているのは脳だ。起きているとき＝覚醒時の私たちの行動はプログラムされていることが表出されているにすぎず、その管理を意識がしている。

ほとんどの人が「意識があって行動に移す」「意識があるから行動ができる」と信じているけれど、そんなことはない。歩きながら、左右の足の動きを意識する人はほとんどいない。スマートフォンを見ながらでも普通に真っ直《す》ぐ歩くことができるわけだから、無意識でも歩くことができることがわかるだろう。

ほとんどの行動は脳の情報処理によって無意識に行われている。意識がコントロールしているのは、「適切な行動を選択する」「不適切な行動をとらない」という意味合いが強い。運動の習得中には前頭前野は盛んに働くが、一度つくり上げた行動パターンに関して言えば、ほとんどの行動はじつは自動で起こっていて、意識はむしろ抑制・制御のために働いているといえるのだ。

覚醒が維持できない病「ナルコレプシー」

睡眠障害について観察することは、睡眠の機能や目的、脳の働きについての理解に役立つ。もう一つ、睡眠の病気「ナルコレプシー」について紹介したいと思う。

ナルコレプシーの発症ピークは14〜16歳。アメリカでは2000人に1人が発症、日本は世界でもっとも有病率が高く、600人に1人といわれている。

ナルコレプシーを一言で説明すると「強い眠気を催す病気」という表現になる。しかし、その「強い眠気」は想像を超える強烈さだ。

退屈な会議中、眠気に襲われてうつらうつらと船を漕《こ》ぐなんてことは珍しいことではない。しかし、たとえば、重要な商談中、まさに相手先担当者にプレゼンをしようというそのときに寝てしまうということは通常、ありえないだろう。

あるいは、推しの激レアチケットが入手でき、高いチケット代を払って数か月前から心待ちにしていたライブの幕が上がった直後に眠りに落ちるなんて考えられないはずだ。

そのとき、睡眠不足だったかどうかは関係ない。十分に睡眠をとっていても、どんなに緊張感や注意力が高まっているときでも、強い睡魔に襲われて気絶するように寝てしまう。

それがナルコレプシーという病気だ。

こうした睡眠発作は通常、短時間で目覚め、起きたときには爽快感がともなう。しかし、抗《あらが》えないほどの睡魔は１日に何度も襲ってくる。

また、ナルコレプシーには、睡眠発作のほかにもいくつか特徴的な症状があり、代表的なのが「カタプレキシー」あるいは「情動的脱力発作」と呼ばれるものだ。感情が昂ぶったとき、とくにうれしいときや自尊心が満たされたときなど、ポジティブな感情をきっかけに筋肉の力が抜けてしまう。膝の力が抜けたり、うまく話せなくなったり。場合によっては立っていられなくなり、転倒して怪我《けが》をしてしまうこともある。

そのほか、寝入りばなにとても鮮明な幻覚を見る「入眠時幻覚」、「金縛り状態（睡眠麻痺）」といった症状が出る人も少なくない。

これらの症状にはレム睡眠が深くかかわっている。コラム①で解説した睡眠サイクルについて思い出してもらいたい。健康なヒトの場合、入眠してすぐノンレム睡眠に入り、数十分ノンレム睡眠が続いたあと、レム睡眠が出現する。

しかし、ナルコレプシーの患者は寝てすぐにレム睡眠に入ってしまうことがある。そのタイミングではまだ大脳皮質が活動しているため、とても現実味のある夢を見る。

健常な人とナルコレプシー患者の睡眠パターンの違い

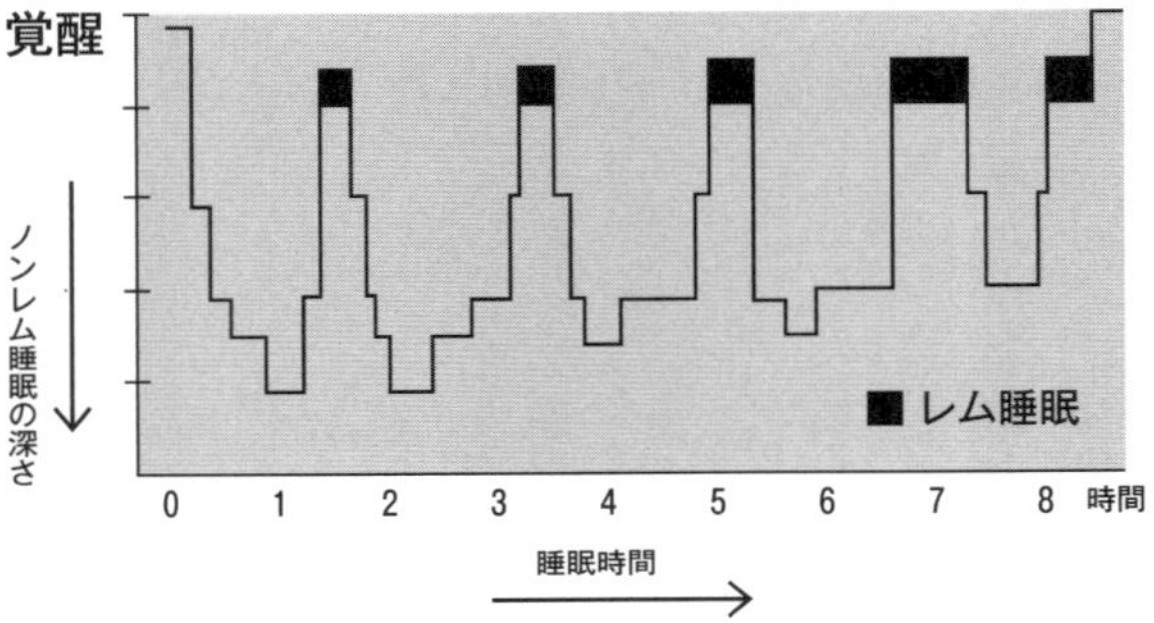

健常な人（上）とナルコレプシー患者（下）の睡眠パターン。ナルコレプシーでは頻繁な中途覚醒（⬇）が特徴である。また、覚醒からノンレム睡眠を経ず、直接レム睡眠に入ってしまうことがある（▼）

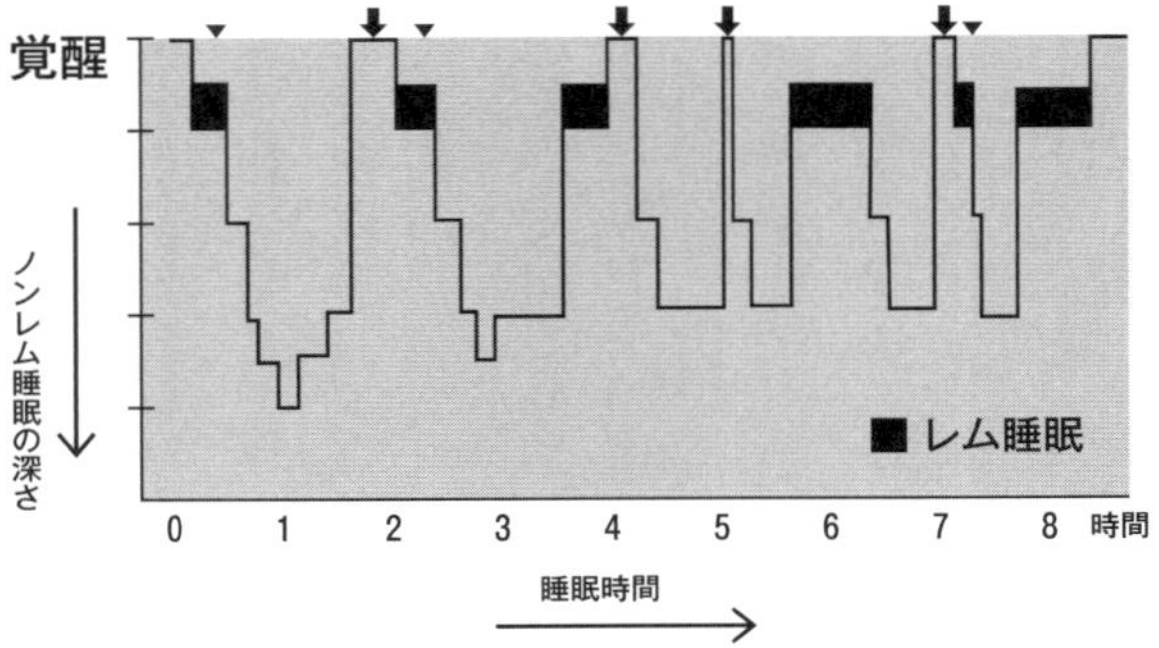

たとえば、誰かが寝室の窓から侵入してくる。日本刀が頭上からふりおろされる。数えきれない虫が体中をはいあがってくる。そんな夢が現実との区別なく繰り広げられるのだ（脳内で）。

生々しくも恐ろしい夢が多く、逃げたいのに手足が動かず、助けを呼びたいのに声が出せない、金縛り状態になることもある。

オレキシンの欠乏とナルコレプシー

ナルコレプシーの患者の困難さ、生きづらさは想像に難くない。人生を左右するような重要な場面で、自分の意思では抗えない睡魔に襲われる。眠気を抱えながらでは勉強も仕事も家事もままならない。周囲に病気への知識や理解がなく、「なまけもの」のレッテルを貼られたり、自己管理のなさを指摘されたり。ナルコレプシーの患者にはうつ病の合併頻度が高いという報告もある。

では、ナルコレプシーの原因は何か？　なぜ、ナルコレプシーになるのか？

不思議に思うかもしれないが、ナルコレプシーの患者と健康な人とで睡眠や覚醒が起こるメカニズム自体に本質的な違いはない。ナルコレプシーの患者の脳波を調べても、脳波そのものに異常があるわけではない。何が違うのかというと睡眠と覚醒の出現のパターンとタイミングだ。

ヒトは通常、1日1回、7~8時間ほど連続して眠り、十数時間連続して起きている。一方、ナルコレプシーの人は1回に長い間起きていることや長い時間眠ることができない。覚醒している日中に、突然かつ頻繁に眠くなる一方、睡眠をとるはずの夜、頻繁に目覚めてしまう。睡眠構築に異常が生じ、睡眠と覚醒のパターンが分断化されるのがナルコレプシーという病気なのだ。

その原因はオレキシンの欠乏だ。ナルコレプシーの患者の9割以上に、オレキシンをつくる神経細胞が脱落・変性していることがわかっている。

覚醒と睡眠のシーソーを覚醒側に傾かせて安定させるオレキシンがないため、シーソーは不安定で、すぐにデフォルトである睡眠側に傾いてしまう。オレキシンが欠損することで覚醒が維持できずに、ナルコレプシーが発症するということは、オレキシンが機能することで覚醒が維持できることを示している。

なぜ、オレキシンをつくるニューロンが死滅してしまうのかは、まだ明らかになっていない。自己免疫による炎症、インフルエンザ感染との関係などが指摘されている。

オレキシンの発見と以降の研究によってナルコレプシーの病態生理の解明が飛躍的に進み、オレキシンのように働く作動薬が開発されている。治療薬としての実用化まではまだもう少し時間がかかるだろうが、ナルコレプシーの根本治療に光明が差している。オレキシン同定にかかわった一人として、それをとてもうれしく思っている。

睡眠とは役割が違う「冬眠」

現在、私の研究テーマの一つとなっているのが「冬眠」だ。「冬眠」という言葉に「眠」の文字が使われているが、冬眠と睡眠は大きく異なる。

冬眠中も目覚めることはあるにしろ、意識がなくなるという点では睡眠と共通するし、もしかしたら、発生起源的には同じなのかもしれない。しかし、機能はまるで異なる。睡眠の機能は先ほど説明したとおり、覚醒のための脳のメンテナンス、記憶の定着だ。一方、冬眠の目的はエネルギー節約にある。

恒温動物である哺乳類は、冬でもだいたい37℃位の体温を保つ機能をもっている。しかし、体温を維持するためにはたくさんのエネルギーが必要だ。食糧を得られない状況では、それが仇《あだ》となってしまう。そこで、クマやリスなど一部の哺乳類は外気温に応じて体温を下げ代謝を低下させる。

リスの中には冬眠時、体温が5℃以下まで下がる種もみられる（ホッキョクジリスやジュウサンセンジリスなど）。それにともない代謝は100分の1ほどになる。酸素の消費量は減り、心拍数やエネルギー消費量も低下する。代謝が100分の1ということは、普段食べている量の100分の1の食物で生きることができるということだ。だから、冬眠する前に食料をたくさん食べて脂肪として蓄え、その脂肪を少しずつ代謝することで冬を乗り越える。

冬眠中の動物はずっと寝ているようなイメージがあるかもしれない。しかし、活動が極端に減ってはいるが、決してずっと寝ているわけではなく、ときどき起きている。

また冬眠は著しい体温低下を特徴とするが、低体温症とは異なる。代謝の低下の結果として低体温が起こる。いわば、「制御された低代謝」が冬眠だ。哺乳類における究極の省エネモードといえる。冬季などエネルギー供給が乏しい時期を乗り越えるための生存戦略なのだろう。

しかし、そのメカニズムはまったくわかっていない。そもそも冬眠の定義はあいまいだ。極端な話、クマの冬眠とリスの冬眠が同じかは誰も答えることができない。

リスやハムスターは1週間から10日くらいの周期で目を覚まし、数時間ほど起きてまた冬眠に入る。ずっと冬眠状態というわけではないが、冬眠中は活動をしない。他方、クマは冬眠中に出産をするし、授乳して子育てをするなど活動をしている。冬眠といっても状態は異なる。

そうした違いを解明しようにも、野生動物を対象に冬眠のメカニズムを研究することはとても難しい。そのため、冬眠はただ単に冬の間、生きて活動はしているけれど、安全な状態で体温を下げ、春になると完全に健康な状態でもとに戻る、という表現型で定義されている。

クマにしてもリスにしても、どういうメカニズムで冬眠状態をつくっているのか、まるでわかっていないのだ。

人間も冬眠できる!?

冬眠は特殊な動物だけもっている際立った習性のようなイメージがあるかもしれない。しかし、決してそんなことはない。リスやクマなどが特別に獲得した能力とは考えにくい。なぜならば冬眠する哺乳類は多くの種にわたるからだ。また、類縁の種にかたまっているわけでもない。げっ歯類で考えても、リスやヤマネ、ハリネズミは冬眠するし、ハムスターの仲間にも冬眠するものがいる。しかし、マウスやラットは冬眠しない。シリアンハムスターは冬眠するけれど、ジャンガリアンハムスターは冬眠しない。

冬眠するのは、特定の種や目にだけ存在するわけではない。リスはげっ歯目だが、クマは食肉目、コウモリはコウモリ目。ヒトに近い霊長目の中にも冬眠する種はいて、多くのサルは冬眠しないが、マダガスカル島にいるフトオコビトキツネザルは乾季になると冬眠（休眠）をする。

生物の分類は「種」「属」「科」「目」と詳細になっていくが、どの目でも冬眠するものもしないものもいる。つまり、「冬眠」は哺乳類の共通祖先がすでにもっていた形質ということが強く示唆されるのだ。

冬眠をするのは、その必要性があるからで、ヒトが冬眠しないのは、いつでも食糧が手に入り、冬眠する必要がないからだ。言い換えれば、潜在的にはヒトも冬眠する能力をもっている可能性が高いといえる。冬眠するサルと人間の遺伝子は、約98％共通している。両者を分かつわずか２％の遺伝子で冬眠するかしないかが決まるとは考えにくい。

人間もおそらく能力的には冬眠できるはずだ。実際、２００６年に兵庫県の六甲山で遭難した男性はほとんど何も食べずに24日間を過ごし、発見時の体温は22℃くらいだったという。また、スウェーデンでも雪に埋もれた車の中で２か月間飲まず食わずで生存していた男性の事例が報告されている。

今、生き残っている哺乳類は氷河期を乗り越えてきている。そうしたことを考えても、ヒトが冬眠できる機能をもっていてもなんらおかしくない。実際に、スペイン北部のアタプエルカにある遺跡シマ・デ・ロス・ウエソスで見つかった30万年以上前の人類の化石骨の損傷状態が、クマなど冬眠する動物の状態と類似していたという研究結果もある。骨の成長が毎年数か月中断していた可能性があり、食べ物がほとんどない寒い冬に何か月も睡眠することで新陳代謝を抑え、生き延びたのではないかと考えられている。

偶然見つけた、冬眠状態にみちびく「Qニューロン」

私の研究グループは2018年頃、「QRFP」という神経ペプチドに関する実験をしていた。QRFPは摂食や覚醒中の行動の制御に関係する物質であることはわかっていて、その次のステップとして、QRFPを発現している神経細胞を興奮させる実験を行っていた。

遺伝子改変技術で特定の薬剤（CNO）に反応するマウスをつくり、このマウスに薬剤を注射したところ、食欲が増えるどころか、マウスの動きが止まり、摂食行動もほとんど行わなくなってしまった。そして、体温が明らかに下がっていた。

そこで、こうした低体温・低代謝の状態に、脳のどの部位がかかわっているのかを探るため、マウスの体温を確認しながら、薬剤に反応して興奮する神経細胞を探していった。

すると、視床下部のある一部（視床下部前腹側脳室周囲核：AVPe）にある特殊な神経細胞群が興奮すると、冬眠に似た状態（冬眠様状態）に入ることがわかった。この部位を選択的に興奮させると、マウスの体温は数日間にわたって低下し、代謝も著しく下がることを確認した。

そこで、我々はこの脳の部位を「Ｑニューロン」と名づけた。Ｑは「休眠（quiescence）」の頭文字をとっている。Ｑニューロンが興奮すると冬眠のような状態が生じる。マウスの場合、Ｑニューロンは１０００個ほどの神経細胞からなる。このＱニューロンはおそらく、すべての哺乳類がもっていると考えられる。

マウスがほぼ冬眠と同じ状態に

遺伝子改変マウスに薬剤ＣＮＯを注射すると、ただちにＱニューロンが興奮して冬眠様状態に入る。このマウスを、さまざまな外気温のもとにおいて観察した。

操作する前のマウスの体温は37℃程度だが、実験をはじめて温度を下げるとまず、放熱器の役割をもつ尻尾の温度が上昇する。人間でいえば体温が少し上昇し汗ばんでいるような状態で、体から熱を逃がそうとしているのは間違いない。

これは、体温の「設定温度」が下がっていることを意味する。恒温動物は外気温や酸素消費量などから、視床下部にある体温調節機能が「目標体温」を設定する。いわば、エアコンの「設定温度」のようなもので、冬眠状態を人工的につくり出したマウスはエアコン

冬眠マウス

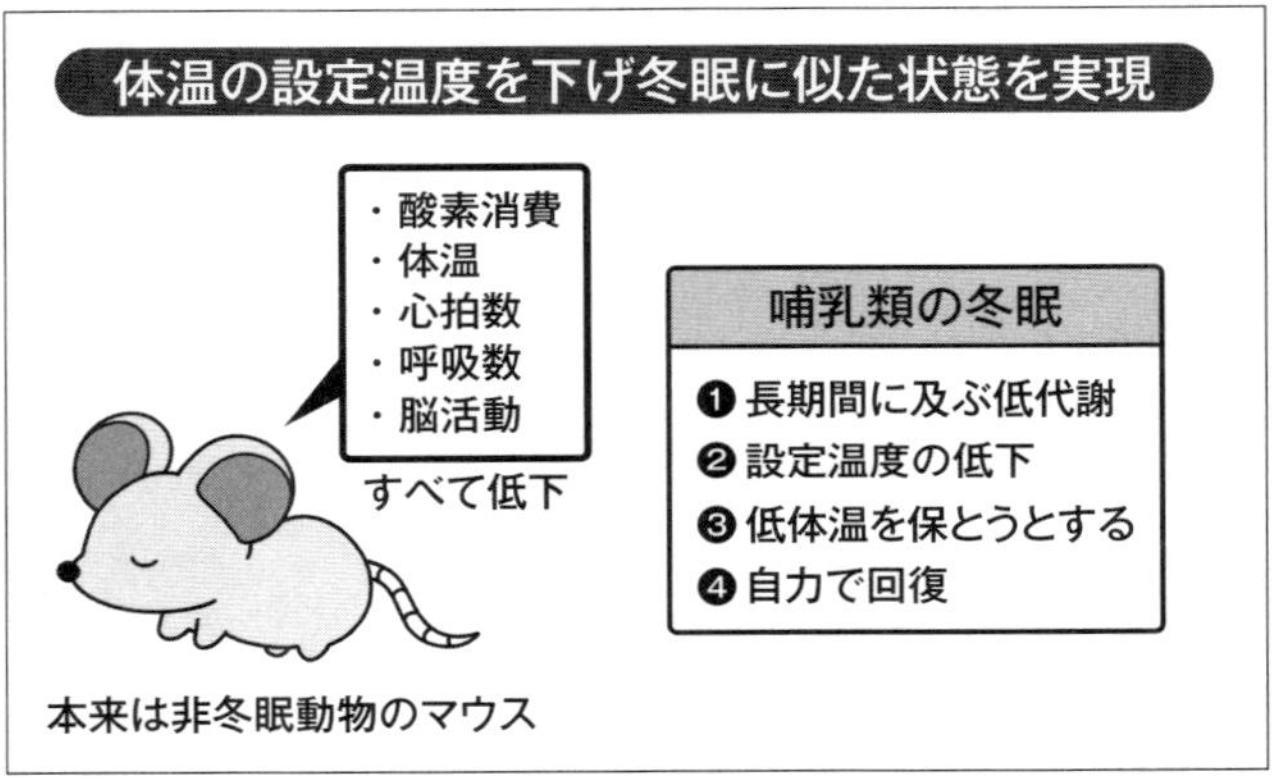

で室内の設定温度を下げるように、体温の設定温度をかなり下げる。

自然界の冬眠中のリスは、外気温が下がっても体温は4～6℃くらいを保っている。外気温が氷点下になったら熱をつくって、その体温を維持しようとする。

人工冬眠様状態のマウスも「設定体温」を低下させる。数理的に求めると、通常の37℃から約9℃下がると考えられる。

気温に応じて、マウスの様子も変わる。28℃では体の熱を逃がそうと体を伸ばし、リラックスしていたように見えたが、外気温を下げていくと、20℃で座った姿勢になり、12℃まで下がると体を丸めてふるえはじめる。ふるえるということは、熱を生み出そうとしていること。このとき、体温は20℃前後で維持される。

そして、冬眠様状態から戻っても、運動能力や記憶力に変化はなく、脳や心臓、筋肉など生体組織にはなんら異常がなかった。「設定体温」の低下や外気温の変化に応じた体温の制御は、まさに冬眠と同じ状態。論文では「冬眠様」＝冬眠の状態と報告したが、私たち研究チームはこの状態はまさに冬眠だと考えている。

「人工冬眠」の応用〜救急救命〜

本来、マウスは冬眠しないけれど、なぜか冬眠する機能をもっていた。その神経系のシステムを強制的に操作することで冬眠させることができる。マウスに行った同様の実験を、マウスより体重が重いラットでも行い、同じように冬眠様状態を導くことができた。

おそらく、ヒトを含め、多くの哺乳類は冬眠が不利になる環境で生活しているため、Qニューロンが機能しないよう制御されているのではないだろうか。

しかし、冬眠状態へ導く技術は、現代社会にとって活用できるシーンは少なくない。真っ先に考えられるのが救急医療への応用だ。

ケガによる出血多量や、心筋梗塞や脳梗塞、脳出血などによる血管トラブルが起きて、組織が酸素不足に陥ったとき、一刻も早く酸素を供給しないと組織が死んでいってしまう。時間がたてばたつほど、救命率は指数関数的に下がる。そんなとき、もしも、受傷の直後や、救急車やドクターヘリが到着してすぐ冬眠状態にすることができれば、必要な酸素量を大きく減らすことができる。組織のダメージを抑えられ、救命率を上げることができるだろう。

ほかの例を挙げると、新型コロナウイルス感染症が重症化した患者を助けるために使われた人工呼吸器やＥＣＭＯ（体外式膜型人工肺）。ＥＣＭＯは働かなくなった肺の代わりに強制的に体に酸素を送り込む装置だ。当時、ＥＣＭＯ不足が大きな問題になったが、人工冬眠状態で酸素の需要を最小限にしてしまえば、人工呼吸器やＥＣＭＯはいらなくなる。

「人工冬眠」の応用～宇宙開発～

また、宇宙開発分野への期待も大きい。宇宙開発にとって人工冬眠は大きなテーマであり、ＮＡＳＡ（アメリカ航空宇宙局）やＥＳＡ（欧州宇宙機関）もその研究に力を入れている。

宇宙船は燃料をたくさん積むことができれば、そのぶん、遠くまで行くことができる。そのため、燃料以外の積載量をいかに減らすかが課題となる。必要な食料や酸素、あるいは健康状態を維持するための運動スペースを減らす、その一つの手段として、人工冬眠に期待がよせられている。もし、宇宙飛行士の体温を30℃まで下げることができれば、宇宙船に搭載する食糧などの必要物資（payload）を半分に減らすことができる。

人類は火星到達を目指しているが、地球から火星までもっとも接近したときでその距離は約５６００万キロメートル。技術開発が進められているが、現在の技術では火星と地球を往復するには2年かかるといわれている。火星を目指すには人工冬眠の技術は必須なのだ。

仮に、宇宙船に乗って冬眠状態で火星にたどり着いたとして、目覚めたときに体は動くのか？という疑問があるかもしれない。

無重力環境では体を支える必要がなくなるため、筋肉や骨が衰える。いわば、寝たきりになって生じる「廃用症候群」と同じような状態になってしまう。それを防ぐために、宇宙飛行士は宇宙船の中でもトレーニングを欠かせない。

人工冬眠の応用

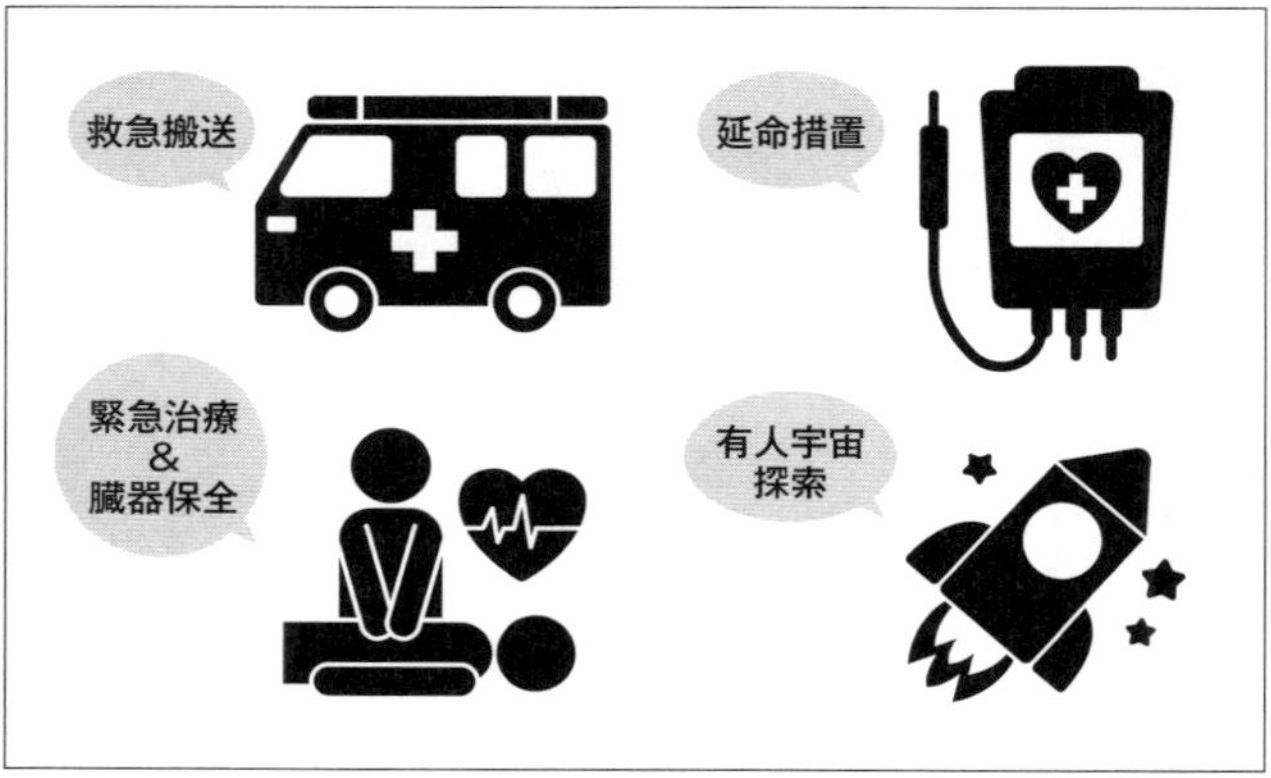

では、冬眠しながら宇宙に行くと、やはり、筋肉が落ちて足腰が萎《な》えてしまうのかといえば、そういうことにはならない。春になって冬眠から目覚めたリスのことを想像してみてほしい。冬の間、まったく運動をしていないが、なんら問題なく普通に野原を駆け、木に登り活動しているではないか。冬眠をしても、筋肉量や骨量が減ることはない。というのも、冬眠はすべての生理機能のスピードを遅くするから。じつは筋萎縮や骨量の低下も生理的な代謝過程なのだ。おそらく冬眠状態であれば、重力がほとんどない微小重力環境でも廃用性筋萎縮などは阻止できるはずだ。

　また、冬眠状態になって意識レベルを下げたほうが、地球から遠く離れた火星へと旅する孤独、危険と隣り合わせの日々や課せられたミッションへのプレッシャーなどから生じる強烈なストレスに耐えることができるだろう。

冬眠とコールドスリープとの違い

ＳＦの世界では惑星間の移動の手段として、人体の冷凍保存（コールドスリープ）が登場する。もっとずっと先の未来に科学技術がさらに進歩し、火星どころかもっとずっと遠くの宇宙空間まで旅するとなれば、冷凍保存の技術も必要になるかもしれない。が、その実現には、組織を凍結から保護するための革命的な技術革新が必要となるだろう。

なぜなら、ヒトを凍らせれば、組織は重篤な障害を起こし、すべて死んでしまうからだ。現在すでに、遺体を冷凍保存して、蘇生《そせい》技術が確立した未来に夢を託す「人体冷凍保存」（クライオニクス）がごく一部で行われているという。あるサービスでは、もとより冷凍から回復させることができないことを前提としているとのことだが、それはそうだろうと思う。

人体が凍ったら組織は死ぬ。生物の生理や細胞や分子レベルの基本的な性質から考えて、一度、凍らせたものを生き返らせることはできない。それは、卵子や受精卵の凍結とは話が違う。細胞1個や細胞の集団であれば凍結保護材を使えばいい。しかし、個体になった生物をそのまま凍らせることは不可能だ。コールドスリープは人工冬眠とはまったく違うものなのだ。

人工冬眠できる薬の開発へ

Qニューロンの研究は、当初は、薬物を注射することによって冬眠様状態をつくっていた。ただ、この方法だと遺伝子改変マウスに薬物を投与して冬眠状態になっても、もとの体温に戻るまで48時間かかる。薬物が代謝されて体温が下がると薬物を代謝するスピードも落ちるため、体から出ていくのに時間がかかり、なかなか体温が戻らないのだ。

しかし、マウスではすでにQニューロンの光受容体を発現させ、光を当てている間だけ冬眠状態にもっていくことができるようになっている。光を当てると動かなくなって、体温は室温くらいまで下がる。光を照射していれば2日間はまったく何も食べないし、動かない。光を当てるのを止めると30分くらいでもとに戻る。

ただ、薬物にしても光にしても、遺伝子操作をしたマウスで冬眠様状態をつくっているため、そのまま人に適応させることはできない。ヒトのＱニューロンで発現しているすべての遺伝子を調べ、その中でＱニューロンに多く発現している遺伝子、とくに細胞膜上に発現している受容体に絞って候補をいくつか見つけ、それに作用する物質を特定する方向で、研究を進めている。

また、Ｑニューロンに作用する〝カギ〟にも開けやすいカギ／開けにくいカギがある。活性が高い物質をスクリーニングしていくなかで、マウスレベルではＱニューロンを活性化させる物質はすでに複数同定できており、次はサルで実験を進める予定だ。

そして、かなり先のことになるだろうが、Ｑニューロンをできるだけ特異的に興奮させる薬剤の開発につなげたいと考えている。

脳には異物が入り込まないようにブロックしている、いわばフィルターのような「血液脳関門（blood-brain barrier）」がある。Ｑニューロンが存在している場所は、この血液脳関門が比較的ゆるく、薬剤が届きにくいわけではないが、脳に作用させるにはフィルターの目を通すぐらいの大きさの分子にする必要がある。また、見つかった物質を静脈注射や点滴などで体の中に安全に入れられる物質へとブラッシュアップしていく必要もあるだろう。

創薬にはさまざまなステップが必要で、早いといわれたオレキシン拮抗薬でも15年ほどの時間を要した。人工冬眠を導く薬の開発、そして実用化はまだ先の話だが、救急医療に使える薬剤の開発は十分可能だと考えている。

コラム⑤　研究のこと。オレキシンの発見

「誰も知らない物質の発見者になりたい」

メディアなどでは「睡眠の研究者」と紹介されるが、私自身は睡眠を研究しているという意識はほとんどない。もっといえば、多くの生命科学研究者のように、「生命現象のメカニズムを解明して命とは何かを知りたい」「解けない命の謎に一歩でも近づきたい」などと思ったこともない。当然、崇高《すうこう》なことをやっているという自負もない。

ただ、脳内で働いている物質――未知の生理活性物質を見つけ出し、その物質が生体内で何をやっているのかを突き止めたいとは思っていた。

オレキシンを最初に見つけたとき、当然「オレキシン」という名前はついていないし、海のものとも山のものともわからないものだった。ただ、「脳内でなんらかの働きをしている物質」として見つかり、その後、摂食や覚醒（睡眠）にかかわることが明らかになった。

「誰も知らない物質の発見者になりたい」というのが私の研究のモチベーションだった。

研究者になりたいと強く思ったわけでもなく、言葉は悪いが流れに身を任せていたら、ここに辿《たど》り着いたというのが正直なところだ。大学進学にあたって医学部に進んだのは親族に医者が多かったのと、高校の先生からの強い薦めがあったからだし、臨床ではなく研究の道に進んだのも先輩に誘われたからだ。人の影響を受けやすいというか、断るのが苦手というか、基本、人まかせなのだ。

1989年に大学院に入学し、筑波大学基礎医学系の眞崎知生先生の研究室に入ったのも、その研究室に所属していた柳沢正史さん（現・筑波大学国際統合睡眠医科学研究機構機構長・教授）に声をかけられたのがきっかけだったと記憶している。

柳沢さんは当時、血管を収縮させる作用のある物質「エンドセリン」を発見し、それを『Nature』に発表。大きな話題を集め、いよいよエンドセリンの作用メカニズムの解明に着手する、というときだった。当時眞崎研究室は大学の中でいちばんアクティビティの高い研究室であったことは間違いなく、「そこに身を置くのは悪くないな」と思ったような記憶がある。

研究者としての最初の仕事

エンドセリンは、血管内皮細胞という血管の内側を覆っている細胞から分泌される生理活性ペプチドだ。血管壁の内膜の筋肉（血管平滑筋）に働きかけ、血管を収縮させて血圧を上げる作用がある。

現在では、エンドセリン拮抗薬が開発され肺高血圧の治療薬として使われているが、当時はまだ、「血管を収縮させる物質だから高血圧や循環器系の疾患に関係するのでは？」という程度のことしかわかっていなかった。そのエンドセリンの受容体をクローニングするのが私の研究者としての最初の仕事だった。

クローニングとは簡単にいうと、ある特定の遺伝子を増やすこと、遺伝子を単離することをいう。具体的な手順についてはのちほどもう少し説明するが、エンドセリンがどこで作用するのかをつきとめるためには、受容体のクローニングをする必要がある。

当時はホルモンや神経伝達物質といった細胞間の情報伝達を担う活性物質の受容体の一部が、ようやくクローニングされた頃。まだまだ技術的には難しいとされていた。加えて、私自身は知識も技術もない初心者だ。相当な苦労はしたけれど、なんとか1990年末にエンドセリン受容体の一つをクローニングすることに成功。クローニングした受容体にエンドセリンを作用させてみると、確かにエンドセリンに応答することが確認できた。

このとき、「もしもエンドセリンがまだ未同定の物質だったら、この細胞をつかってエンドセリンをつかまえることができるのではないか?」と思ったのを覚えている。

新しい生理活性ペプチドを探す研究へ

1995年夏から、私はアメリカ・テキサス大学ハワード・ヒューズ医学研究所に留学することになった。海外留学を考えていたところ、研究室の先輩だった柳沢さんがすでに同研究所に所属していて、縁あって留学する機会を得たのだ。

テキサスでもエンドセリンの研究を続けていたのだが、研究者として独自の新しいことをしたいという思いが高まっていった。そこで、柳沢さんのアドバイスを受けて、ゲノムからの情報をもとに新しい生理活性ペプチドを探すという研究に着手することにした。

ちょうどその頃、「ヒトゲノムプロジェクト」が話題になっていて、遠くない将来、ヒトの遺伝子配列やｍＲＮＡ配列がデータベース化されることは明らかだった。

受容体はタンパク質なので、遺伝子の中に必ずコードされている。遺伝子データベースを検索すると、構造から「この遺伝子は受容体だよね」というのがわかる。そして、その中には、「明らかに受容体なんだけど、今のところ、どの物質にも対応していないよね」というものがある。

そうした、その受容体に結合する物質（リガンド）がわかっていない遺伝子を複数、ゲノムのデータベースから見つけてきて、結合する物質を探していくと新しい分子が見つかるのでは？と考えたのだ。

ちなみに、我々はそのリガンドがわかっていない遺伝子を「オーファン受容体」と呼ぶ。オーファン（orphan）とは「孤児」という意味だ。

たとえるなら、何があるかわからない秘密の部屋を最初に特定しておき、そのドアの鍵穴に合うカギを見つけ出そうと考えたのだ。

「分子」をどう見つけるのか

「なんだかわからないけれど、何かの受容体」があり、その受容体に働きかける物質を探すという、こうした物質ありきの手法を「逆薬理学」と呼ぶ、オレキシンはこの手法で同定された最初の新規生理活性ペプチドとなる。

ここで少しややこしくなるが、分子の発見方法についての説明をしておきたいと思う。分子を見つけるには、まずは生成して、単一分子までにきれいにする必要がある。つまり完全精製をする必要がある。

完全精製をするためには、生体材料となる組織をすりつぶして、抽出液（エクストラクト）をつくり、抽出液をさまざまな化学的性質をつかって分離（クロマトグラフィー）する。

そこで、なんらかの生物学的な作用をもっている分画を探す。エンドセリンであれば血管収縮活性のある分画を見つける。分画に分けるとは、分子量や水への溶けやすさ／溶けにくさなど物理的・化学的な性質の違いを使って分けること。分子は少しでも構造が違えば物理的な性質が変わるので、細かく分けることができる。

分画に分けたら、次に「オーガンバス」という装置を使ってのアッセイだ。アッセイとは簡単に言うと、「反応を再現させる評価システム」のこと。生理的食塩水に栄養素のよう

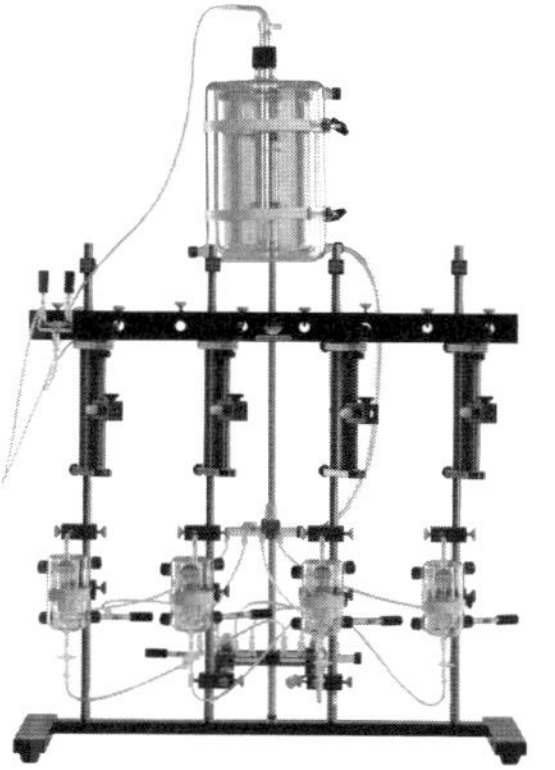

オーバンガスの一例

オーバンガスとはこのような器具。下の白いカプセルの中のガラス管に組織（エンドセリンであれば血管）を吊るし、上のセンサーで張力を測定する。（実際に実験に使用したものとは異なる）

写真提供：バイオリサーチセンター株式会社

なものを加えた液をつくって反応を見る。エンドセリンであれば、反応するのは血管なので、血管をオーガンバスに糸で上下に引っ張って吊《つ》るす。そこに1個1個、抽出液を入れていく。

吊るした中に分画の一部を作用させ、そこで血管が収縮したら、その分画には血管を収縮するなんらかの物質が含まれているということになる。見つかったら、その分画をさらに分画に分けて試験をして、反応があったら、その分画をさらにきれいにして……という作業を地味に地道に繰り返す。結果、血管収縮作用をもった分画へと絞り込んでいける。

これが、生理活性物質を分離するための昔ながらの方法だ。

ただし、お気づきのように、この手法は膨大な作業が必要になる。何より大変なのは、一つひとつ、反応を確かめる必要があることだ。血管収縮などはまだ、比較的簡単に反応を見分けることができる。しかし、たとえば、覚醒や行動のような複雑な働きについては、分画を一つひとつマウスに投与しないといけない。数千、数万にもなる分画をこの方法で試験することはできない。

一方、オレキシンを発見した「逆薬理学」という方法は、生理活性物質をとっていくときに、受容体をアッセイ系（評価システム）として用いたというのがそれまでの手法と大きく異なる。

逆薬理学はまず、物質を受け取るほうの受容体の遺伝子をゲノムのデータベースから先にピックアップする。オレキシンを発見したときのスタート時は、それぞれ別の受容体を発現している100種類の細胞を用意した。次に、その培養細胞で、カルシウムや細胞内での情報伝達物質が動くかどうかを観察する。この方法をとると、その分子がどんな複雑な生理活性をもっていても、反応したかどうかは、カルシウムイオンやcAMPなどの情報伝達物質の細胞内濃度変化に変換される。このやり方で、いくつかの分子をとっていった。

その中の一つがオレキシンだったのだ。

オレキシンを同定した日のこと

１９９６年の夏、その日のことは、30年近くたったがさすがに今でも鮮明に覚えている。当時、柳沢研に学びにきていた大学生の指導係となったので、この学生に作業を手伝ってもらっていた。そのときは、ラットの脳のペプチドの分画を渡して、数種の細胞の細胞内カルシウム上昇を測ってもらっていた。すると、ある受容体を発現させた細胞が大きな反応を示したと知らせてくれた。

最初は何かの間違いかと思ったが、何回やっても同じ反応が出現する。このとき、もう一つ別に陽性反応が出ていた物質があり、そちらを有力候補として見ていたのだが、急遽《きゅうきょ》、方針を転換。こちらの精製に注力することにした。このときはまだ海のものとも山のものともわからず、「発見！」という実感はなかった。ただ、その活性に尋常ならざるものを感じていたのだと思う。精製をはじめてから数日間は寝ないで作業に没頭していたことを考えると、かなり興奮していたのかもしれない。

そして、人工遺伝子が効率よく機能するサルの腎臓由来の細胞にこの受容体を発現させたところ、そこでも陽性反応。これは本物だと確信した。

構造を決定するためには、精製する必要がある。精製は本当に大変な作業だ。当時はどうやって精製するのか、そのプロトコール（手順）を世の中の誰も知らない。オレキシンを精製するためのもっとも最適な方法はわからないし、私自身、慣れていない。国際電話をかけてペプチドので精製にくわしい当時千葉大学にいらっしゃった木村定雄先生にアドバイスをいただくなどしながら、少しずつ条件を変え、試行錯誤を何十回も繰り返した。たくさんの失敗を重ね、ようやくうまく単離できるやり方を見つけ出し、繰り返し精製することができるようになった。トータルでラットの脳数千個ほどから精製を行ったと思う。

その日、前日の午前8時からラットの脳をすりつぶしはじめ、高速液体クロマトグラフ（液クロ）にかけて分析するまで休まず作業を続けていた。液クロの測定結果は波形で現れ、きれいに精製できたときはピークが一つに重なる。

早朝4時頃、測定結果が美しいシングルピークを示した。それを見て、ラボで作業をしていた柳沢さんや同僚の先生のところへ興奮しながら報告にいったのを記憶している。

さらに、構造解析をしているときに、配列がそれまでに知られていない未知のペプチドであったことがはっきりとわかり、このときはさらに興奮した。それは、エンドセリン受容体のクローンがとれたとき以来の興奮だった。ガッツポーズをしたわけではない。が、レースを走り続け、ようやくゴールに辿り着いた感じはあった。

未知の受容体から生理活性物質を探そうというプロジェクトをスタートさせてから1年弱。異例の速さだったといえる。しかも、私は生化学的な精製についてはほとんど素人だ。それでもとれたということは、結局のところ、正しいアッセイ系こそが大切だということだ。

覚醒の生理活性はとても複雑で、その評価のために何千分画もマウスに打つなんてできない。オレキシンが未知であり続けていたのはそのためだ。未知の物質が存在していても、それを見つける術《すべ》がなければ見つからない。受容体ありきで探していったからこそ見つかったのだと思う。

6500回以上引用されたオレキシンの論文

ゲノム情報から見出した、相手がわからない受容体に作用する神経ペプチドを発見することができたが、その段階ではそれが何に作用するものかはわからない。精製した物質が視床下部の摂食中枢に集中的に存在していたこと、精製した神経ペプチドをマウスやラットに与えると食べる量が格段に増えたことから、おそらく、「摂食に関係する物質ではないか」と推測していた。そこで、ギリシャ語の「食欲（orexis）」から「オレキシン」と命名した。

当時は、脂肪でつくられる食欲を抑制するホルモン「レプチン」が見つかってしばらくたった頃で、食欲の制御機構が注目を集めていた。また、アメリカでは肥満が社会問題となっているので、「食欲」を切り口にしたほうが注目を集めるという戦略的な考えもあった。

そして、1998年2月、アメリカの生物学専門誌『Cell』に発表。オレキシンの発見は相当なインパクトをもって受け止められた。

論文がどのジャーナルに掲載されたかで論文は評価されるが、ほかにも、その論文がどれくらい他の論文に引用されたか、「サイテーションナンバー」も評価軸の一つとなる。

被引用数が多ければ多いほど、他の論文にも役立っているということだ。だいたい、50回を超えたら胸をはれて、100回を超えたら「すごい論文！」といわれる。引用数が100を超えることはまれだ。オレキシンの論文の引用数は6500回以上にのぼる。

また、オレキシンを見つけ出した、「ゲノム情報を起点に新しい生理活性ペプチドを探し出す」という方法の斬新さも注目を集め、その後、逆薬理学による生理活性物質の探索は一時、ブームにもなった。

しかし、逆薬理学は現在、ほとんど行われていない。というのも、とれやすいものはとり尽くされたからだ。オレキシンはおそらく、逆薬理学でとれるものの中でもっとも簡単なものだったのだと思う。

生理活性物質の脳内作用の調べ方

オレキシンを同定したとき、当然、オレキシンという名前もなく、覚醒を維持する物質なんてこともわかっていない。その段階では、とにかく、「何か未知の生理活性ペプチドがとれた」という事実があるだけだ。それが、どういう作用をしているのか、どういう神経回路にかかわるか、生理活性を明らかにする必要がある。

ライバルとの駆け引きもあって発表を急いだ都合で後回しになってしまったが、オレキシンの遺伝子を欠損させた「ノックアウトマウス」を使い解析し、オレキシンの生理活性

特定の遺伝子を欠損させたノックアウトマウス

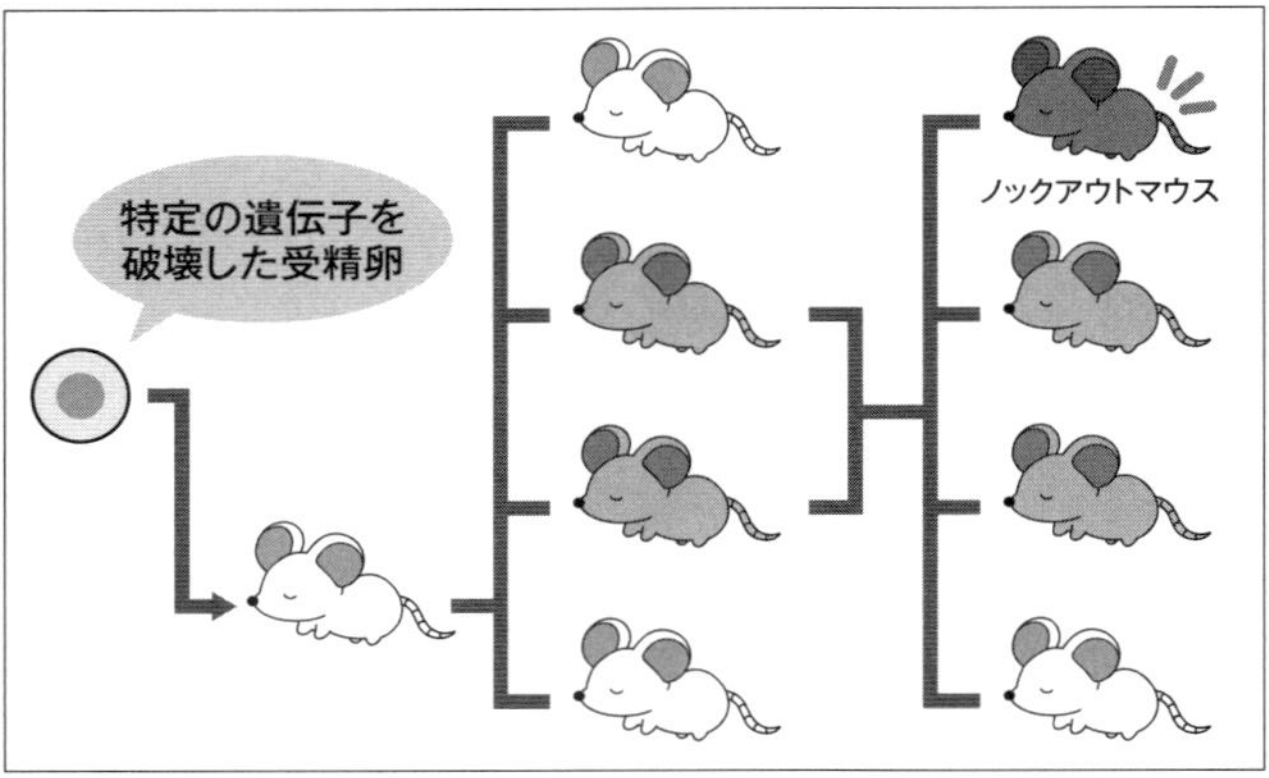

は次第に明らかになっていった。

それについては、すでにお話ししたので、ここでは、生理活性物質の脳内での作用をどう調べるのかについて、簡単に解説しておこう。

脳は神経細胞の塊だが、「機能局在」といって場所によってまったく違うことをやっている特殊な臓器だ。その中の、特定の機能をもっている神経回路や神経細胞をそれぞれ固有のものとして扱って操作する必要がある。

人工的に神経細胞を興奮させたり抑制させたりして、何が起こるのかを調べるわけだが、神経と神経のつながりは基本的に顕微鏡で観察をする。それには、神経細胞に標識をつけてラベリングをする必要がある。

クリスパー・キャスナインの仕組み

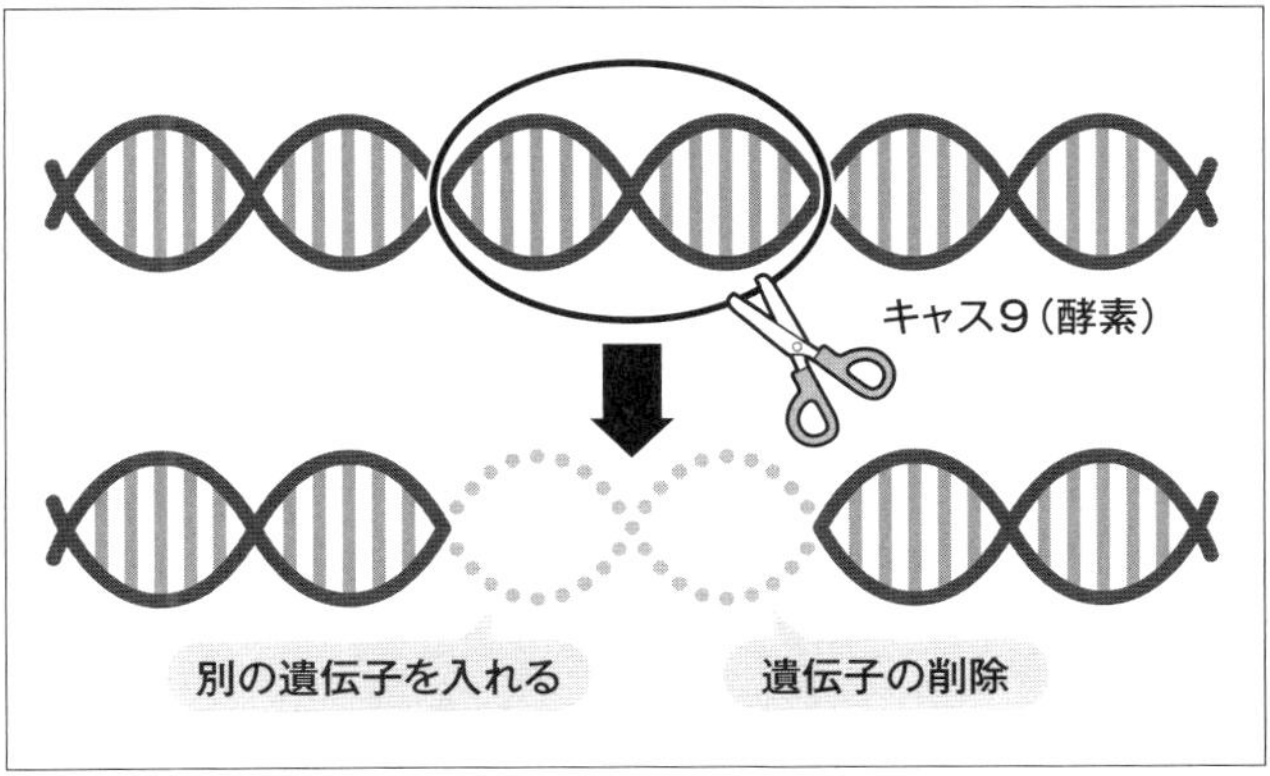

その方法はさまざまある。たとえば、遺伝子組み換え酵素や人工的に遺伝子組み換えをしたウイルス（ウイルスベクター）を使って、実験用マウスの遺伝子を改変して、その神経細胞だけに発現するようにするというやり方がある。遺伝子は特定の細胞にしか発現しないので、遺伝子改変技術を使うといろいろなことができる。

たとえば、オレキシンがどこにあるかを知りたければ、オレキシンに対する抗体をつくって、その抗体を染色することで明らかにすることができるし、光らせて操作することもできる。もちろん、オレキシンの受容体のほうを操作することも可能だ。受容体をつくっている神経細胞に何かを入れたり、発現させたり壊したり、なんでもできる。

ES細胞やCRISPR-Cas9（クリスパー・キャスナイン）という遺伝子を改変する方法を使ったり、受精卵を操作したりして、生まれつき特異的な遺伝子をもったマウスをつくるのもよく行う方法だ。オレキシンに限らず、適切な遺伝子を選んで操作し、神経細胞をターゲットにして、抑制させたり興奮させたりすることができる。

光を使ってマウスの脳を操作

脳内の作用を調べるとき光を使うことも多い。調べたい神経細胞に光受容体を発現させて、光ファイバーを脳に入れて光刺激を与える。すると、その神経細胞だけを興奮させたり、抑制させたりすることができる。

もちろんマウスの脳に光ファイバーを入れて、覚醒を操作することも可能だ。たとえば、覚醒にかかわる脳領域をターゲットにしてノンレム睡眠中のマウスに光操作をすると、1、2秒後に覚醒し、光操作をやめるとまた寝てしまう。

それにはマウスの脳への操作が必要だが、それは思っているほど大変なことではない。

脳定位固定装置を使えば、マウスを固定して、脳定位固定手術を行うことができる。もともと、実験に使われるマウスは「インブレッドマウス」といって、クローンのようなもの。みな構造が同じで質が均一なので、種類を合わせれば、脳の形もまったく同じになる。脳定位固定装置で頭蓋骨の前頭骨と頭頂骨が交わる位置（ブレグマ）と二つの耳を固定して水平をとれば、3次元的な座標を数値で設定することができる。

昔から使われている古典的な方法がある一方で、次々と新しい技術や方法が出てくるためアップデートは欠かせない。

研究者にとっての「特許」

オレキシンを発見して「オレキシン拮抗薬」という薬も開発されて、さぞかし儲《もう》かっているだろうと思う人もいるようだが、それはおおいなる誤解だ。

今では大学の研究室でも特許をとるが、当時は大学の研究者が特許を取得するなんてことはほとんどなかった時代だ。ただ、今も昔も特許をとったところで、そのメリットはほとんどない。せいぜい、研究業績に1行「特許取得」と追加できる程度の話だ。

とくに薬理や生体の発見において、特許はほぼなんの意味ももたない。我々の分野の「発見」は、もともと世の中に存在するものを発掘するようなもの。たとえば、青色LEDのつくり方の発見とは意味合いが違う。オレキシンもエンドセリンも自然界に存在していたものだ。

一方で、薬は自然界にあるものを化学合成してつくる。改良してつくった化学化合物だから、その「構造」に対して製薬会社は特許を取得する。たとえば、オレキシンの受容体と拮抗する物質を見つけたら、その分子構造で特許を取得する。すると、それを真似した薬を勝手につくることができなくなる。独占的にその薬をつくることができれば収益を得ることができる。産業の世界であれば特許は有効に作用するし、とても重要なものだ。

しかし、研究の世界は違う。研究者が発見した物質を製薬会社が数百億円で買い取るというケースが過去にないわけではないが、新しい技術を開発したとか、新しい物質をつくったとかでなければ、特許をとったところで金銭的に何かを得る仕組みの中に我々は入っていない。

また、たとえば、オレキシンやオレキシン受容体の遺伝子改変をしたマウスなどを論文にし、それを使いたいという研究者がいたら供給する。そこに金銭は発生しない。

そもそも大学などで研究している研究者は公的資金を使っている。それは国民の税金だ。それが金儲けになってしまうのはおかしな話だ。研究者は利益追求を目指す「産業」に従事しているわけではない。研究者の目的はあくまで研究であり、研究は科学技術の発展のためにある。

おわりに：脳と睡眠はとても、おおらかで柔軟

今でこそ、睡眠の重要性について語っている私であるが、以前はめちゃくちゃな生活をしていた。かつて分子生物学や生化学の研究者は、実験のスケジュールに合わせて生活をする人が多かった。現在は生物学の世界も情報科学的手法が中心になっているが、私が研究者としての道を歩み出した頃は、「どれだけ実験をしたか」が研究の成果につながる世界だった。

実験はこちらの都合で進められない部分が多い。次から次へと流れ作業で工程を進められるわけではなく、たとえば、扱っている物質を一定温度で一定時間置くといったことがところどころで必要となったりする。そうした2~3時間のインキュベーション（定温放置）があると、その間を狙って眠る。逆にいえば、次の作業工程に進めるタイミングであれば、朝だろうが夜だろうが実験を進める。オレキシンを発見したのも、徹夜で作業をし続けた午前4時のことだった。体内時計に合わせた生活どころか、昼夜もカレンダーも関係のない生活だったが、当時の私は睡眠を犠牲にしてでも行うべき有意義なことがあると

思い込んでいた。
ただ、今は違う。人生において〈行うべき有意義なこと〉を存分に成し得るためには睡眠が必要であることを知ったからだ。

睡眠が生命維持に極めて重要な生理現象であることは間違いない。睡眠不足によるデメリットは無限にある。生活習慣病や糖尿病、認知症になりやすくなるし、うつ病とも密接なかかわりがある。また、寝不足は記憶力や判断力、集中力を鈍らせる。労働者一人ひとりの日中のパフォーマンスを落とす。眠りをおろそかにすると、自分本来の能力を発揮することができなくなってしまう。言い換えれば現代人が、その人にとって必要十分な睡眠をとることができれば、体内ではホルモン分泌や自律神経が整い、病気も防ぐことができるし、記憶力や判断力が上がって仕事の効率はよくなる。

しかし同時に思う、睡眠は重要だけれど万能ではない。睡眠は〈睡眠〉がするべき役割しかしない。
よく「朝、目覚めたときに倦怠感《けんたい》がある。疲れが取れない。よく眠れなかったせいだ」

というけれど、すべてを睡眠のせいにするのは間違いだ。ロールプレイングゲームでは旅人が宿屋に1泊すればHPが全回復するが、それと実際の睡眠は違う。睡眠がよくなったとしても、肩こりや腰痛が消えてなくなるわけではなし、病気が治癒するわけでもない。「最高の睡眠」というものが仮にあるとして、それを手に入れたからといって、いきなりあなたが「できるビジネスマン」になるわけでもない。

睡眠に過剰な期待を寄せること、「いい睡眠」にこだわることは、結果として、あなたが求めている「いい睡眠」＝自然な眠りから離れてしまう。逆説的になるが睡眠に悩みをもっているのであれば、睡眠に対する意識を減らすことだ。睡眠を意志の力でコントロールすることはできない。睡眠に不安を抱き、「いい睡眠」を過剰に意識しても、その努力は残念ながら報われない。

睡眠にこだわる必要はないし、こだわりを生まない睡眠がいちばんだ。

日本は世界有数の「睡眠不足大国」で、睡眠に不満をもっている人は多い。しかし、その一方で、世界一の長寿国でもある。それほど心配することではない。

睡眠はとても、おおらかで柔軟だ。多少、睡眠不足が続いても耐えることができるし、その後、しっかり眠ることで回復できる。私たちは、この素晴らしくデザインされた脳のメカニズムを信頼し、それをに従えばいい。

覚醒のため／生きるために、脳は「睡眠」をつくり出しているのだから。

２０２５年2月　櫻井 武

櫻井 武（さくらい たけし）

筑波大学医学医療系教授、国際統合睡眠医科学研究機構副機構長。医学博士。研究テーマは「神経ペプチドの生理的役割」、とくに「覚醒や情動に関わる機能の解明」「新規生理活性ペプチドの検索」「睡眠・覚醒制御システムの機能的・構造的解明」。筑波大学大学院在学中に、血管収縮因子エンドセリンの受容体を単離。テキサス大学サウスウエスタンメディカルセンターに移り、柳沢正史教授とともに、ナルコレプシーの発症にかかわるオレキシンを発見。冬眠様状態を誘導するQニューロンを発見、マウスやラットに人工冬眠様状態を惹起することに成功。睡眠研究の第一人者。著書に『「こころ」はいかにして生まれるのか 最新脳科学で解き明かす「情動」』『睡眠の科学 なぜ眠るのか なぜ目覚めるのか 改訂新版』『SF脳とリアル脳 どこまで可能か、なぜ不可能なのか』（すべてブルーバックス）など

構成／鈴木靖子　ブックデザイン／鈴木貴之
校正／鈴木 均　イラスト・図版／岩下梨花

扶桑社新書 519

睡眠と覚醒をあやつる脳のメカニズム
〜快眠のためのヒント20〜

発行日 2025年3月1日　初版第1刷発行

著　　者………櫻井武
発 行 者………秋尾弘史
発 行 所………株式会社 扶桑社
〒105-8070
東京都港区海岸1-2-20 汐留ビルディング
電話 03-5843-8843（編集）
03-5843-8143（メールセンター）
www.fusosha.co.jp

印刷・製本………株式会社 広済堂ネクスト

Printed in Japan　ISBN 978-4-594-09889-6